DE L'HÉMIPLÉGIE ET DE L'HÉMIANESTHÉSIE CHEZ LES ALCOOLIQUES

(HYSTÉRO-ALCOOLISME)

PAR

Le Dr Léon LAMBERT

PARIS
G. STEINHEIL, ÉDITEUR
2, RUE CASIMIR-DELAVIGNE, 2
—
1889

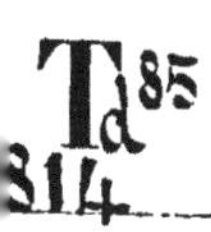

DE

L'HÉMIPLÉGIE ET DE L'HÉMIANESTHÉSIE

CHEZ LES ALCOOLIQUES

(HYSTÉRO-ALCOOLISME)

PAR

Le Dr Léon LAMBERT

PARIS
G. STEINHEIL, ÉDITEUR
2, RUE CASIMIR-DELAVIGNE, 2
1889

A MON PÈRE, A MA MÈRE

A MES TANTES

Témoignage de ma profonde reconnaissance.

A MA FAMILLE

A MES AMIS

A MON PRÉSIDENT DE THÈSE

M. LE PROFESSEUR HAYEM

Membre de l'Académie de médecine
Médecin de l'hôpital St-Antoine
Chevalier de la Légion d'Honneur

DE

L'HÉMIPLÉGIE ET DE L'HÉMIANESTHÉSIE

CHEZ LES ALCOOLIQUES

(HYSTÉRO-ALCOOLISME)

INTRODUCTION

La part qui revient à l'hystérie dans les intoxications a été mise en pleine lumière depuis peu de temps. Certains accidents, attribués autrefois à des causes multiples, sont aujourd'hui ramenés à une cause univoque. Tout le mérite de cette interprétation revient à M. le professeur Charcot, qui, dans sa leçon du 28 juin 1886, démontra que l'hémiplégie sensitivo-motrice, dite *alcoolique*, relevait de l'hystérie et non de l'intoxication, l'agent toxique jouant le rôle de cause occasionnelle.

Des travaux nombreux ont récemment paru sur cette question, mais jusqu'ici, en dehors du mémoire de M. Dreyfous, l'hystérie d'origine alcoolique n'a pas été l'objet d'un travail d'ensemble.

Ayant eu, l'an dernier, la bonne fortune d'observer cinq cas d'hémiplégie motrice et sensitive chez des alcooliques, nous avons recherché avec soin les observations analogues pour en faire le sujet de notre thèse inaugurale.

Notre excellent ami, M. Parmentier, a bien voulu choisir à notre intention les malades, qui font l'objet de nos observations, et nous guider dans notre étude.

De l'ensemble des observations que nous avons recueillies, nous avons cherché à déduire les caractères, la marche et la nature de l'hémiplégie et de l'hémianesthésie sensitivo-sensorielle des alcooliques. Nous arrivons à conclure que cette hémiplégie motrice et sensitive, attribuée à l'alcool, est de nature hystérique.

Nous avons de parti pris laissé de côté l'hémiplégie avec hémianesthésie sensitivo-sensorielle relevant d'une lésion cérébrale, fait très rare, qui, bien entendu, peut se rencontrer chez les alcooliques au même titre que chez tout autre sujet.

Avant d'aborder notre modeste travail, nous nous faisons un devoir de remercier publiquement nos maîtres dans les hôpitaux.

Que M. le professeur Hayem veuille bien accepter l'expression de notre profonde gratitude, pour les conseils éclairés et bienveillants qu'il nous a donnés pendant notre séjour dans son service et pour l'honneur qu'il nous fait en acceptant la présidence de notre thèse.

Nous remercions M. le professeur Cornil et M. Talamon de leurs excellentes leçons et de l'intérêt qu'ils nous ont toujours témoigné.

Nous sommes heureux de profiter de cette occasion qui nous permet d'exprimer notre sincère reconnaissance à M. Parmentier, pour les bons conseils, qu'il n'a cessé de nous prodiguer dans tout le cours de nos études médicales.

HISTORIQUE

L'attention des médecins s'est depuis longtemps portée sur les troubles moteurs ou sensitifs qui surviennent dans le cours de l'intoxication alcoolique; toutefois, pendant un demi-siècle les paralysies localisées, s'étendant à un segment de membre ou à un membre entier, ont été seules signalées; tout au plus la forme paraplégique se trouve-t-elle dans leurs écrits.

JACKSON, dont le travail remonte à 1822, paraît être le premier auteur qui fasse mention d'accidents paralytiques chez les buveurs d'alcool; néanmoins ces faits passent pour ainsi dire inaperçus.

Le médecin suédois, MAGNUS HUSS, qui créa le terme « alcoolisme » put, en se basant sur de nombreuses observations, décrire une forme paralytique et une forme anesthésique, mais il n'est question dans son livre ni de l'hémiplégie, ni de l'hémianesthésie.

LANCEREAUX, dans son excellent article « Alcoolisme », du *Dictionnaire encyclopédique des sciences médicales*, 1864, étudie les troubles de la motilité et de la sensibilité, localisés aux membres supérieur et inférieur, troubles relevant d'une lésion nerveuse.

En 1867, LEUDET, de Rouen (Étude sur la forme hyperesthésique de l'alcoolisme chronique, *Archives générales de médecine*), donne une description assez complète de la paraplégie alcoolique de nature organique.

Les premiers cas d'hémiplégie et d'hémianesthésie sont publiés par DAGONNET. Dans un article sur l'alcoolisme au point de vue de l'aliénation mentale, paru dans les *Annales médico-psychologiques* de 1873, l'auteur cite l'observation d'un alcoolique, se livrant à la police pour se soustraire à des ennemis imaginaires. Cet homme présente à son entrée une hémianesthésie sensitivo-sensorielle, qui cesse subitement au reçu d'une lettre. Dagonnet en conclut avec raison qu'on avait affaire à un trouble purement dynamique.

L'année suivante, dans son mémoire sur l'alcoolisme et le délire alcoolique, MAGNAN décrit une forme hémianesthésique d'après plusieurs observations où l'hémiplégie et l'hémianesthésie sont des plus nettes. Les troubles qu'il observe ont une telle analogie avec l'hémianesthésie de l'hystérie que Magnan se croit obligé de faire remarquer la préférence que celle-ci affecte pour le côté gauche.

En 1875, paraît la thèse de JUIF sur l'anesthésie alcoolique. L'auteur rapporte deux observations personnelles d'anesthésie généralisée et une observation d'hémianesthésie empruntée à Magnan ; il constate la ressemblance des symptômes de cette dernière avec les symptômes de l'hystérie, mais il n'ose les déclarer identiques et conclut à un trouble fonctionnel.

La même année, PETIT, dans sa thèse inaugurale, l'hystérie chez l'homme, fait rentrer l'alcoolisme dans l'hystérie symptomatique. Un de ses malades entre autres est atteint d'hémiplégie avec hémianesthésie sensitivo-sensorielle et probablement d'hémispasme facial.

En 1876, DESBROSSES (Anesthésie dans l'hémiplégie, Thèse, Paris) reconnaît pour cause de l'hémianesthésie alcoolique une lésion inflammatoire, siégeant dans les centres nerveux.

Dans une nouvelle thèse, l'Hystérie chez l'homme, soutenue à Paris en 1877, MARICOURT range l'alcoolisme et l'absinthisme dans les causes étiologiques de l'hystérie ; toutefois il n'apporte aucune observation à l'appui de son opinion.

Debove, en 1879, communique à la Société médicale des hôpitaux un cas d'hémianesthésie sensitivo-sensorielle survenue chez un alcoolique. Il voit disparaître en une seule séance d'électrisation cette hémianesthésie qu'il attribue à l'alcool.

Gautier, Léon (De l'absinthisme chronique, th., Paris, 1882) croit que les cas d'hystérie chez l'homme ne sont pour la plupart que des cas d'absinthisme. Leur analogie avec l'hystérie l'oblige à qualifier d'hystériformes les accidents convulsifs de l'absinthisme.

En 1882, dans une réunion de la Société médicale des hôpitaux, M. Sevestre, rapportant une observation d'hémianesthésie sensitivo-sensorielle, reconnaît chez son malade l'hystérie et l'alcoolisme, sans insister sur le lien qui unit ces deux maladies.

C'est à M. Charcot, que revient le mérite d'avoir établi l'identité de l'hémianesthésie alcoolique et de l'hémianesthésie hystérique. Dans sa leçon du 28 juin 1886, le savant professeur de la Salpêtrière présente à ses auditeurs un malade atteint d'hémianesthésie, prétendue alcoolique, et montre que les troubles, fournis par ce malade (hémianesthésie sensitivo-sensorielle, hémichorée, attaques convulsives, rétrécissement du champ visuel), sont de nature hystérique, l'alcoolisme ayant joué le rôle de cause occasionnelle. Un an plus tard, dans une leçon sur les hémianesthésies hystériques et les hémianesthésies toxiques, M. Charcot fait voir que les observations de Magnan, primitivement rangées sous l'étiquette d'hémianesthésie alcoolique, doivent rentrer dans le cadre de l'hystérie.

Dans le cours de l'année 1887, Achard, élève de M. Debove (De l'apoplexie hystérique, thèse, Paris), montre que l'apoplexie hystérique s'observe dans l'alcoolisme, mais, adoptant l'opinion de son maître, il regarde l'hystérie des alcooliques comme symptomatique de l'intoxication. Dreyfous publie la même année dans l'*Union médicale* (nos 135 et suivants) un mémoire présenté pour le prix de l'internat ; tout en apportant quelques faits personnels, il passe en revue les principaux cas, parus sous le titre hémianesthésie ou hémiplégie alcoolique, et les met sur le compte de l'hystérie.

En 1887 également, Grasset, Edmond, étudie dans sa thèse (Thèse, Bordeaux) les troubles de la sensibilité cutanée chez les alcooliques. Il constate la mobilité de l'anesthésie et l'efficacité des médicaments esthésiogènes ; néanmoins il conclut « à la nature vraiment alcoolique » des troubles sensitifs ; il leur attribue comme pathogénie, tantôt une névrite périphérique, tantôt une lésion de la capsule interne, le plus souvent une origine basilaire Cette opinion a d'ailleurs été réfutée par Edinger dans une revue allemande (*Fortsch. der med.*, 1888). L'année dernière, Hischmann (Intoxication et hystérie, thèse, Paris) et Guillemin (De l'hystérie alcoolique, in *Annales médico-psychologiques*) publient de nouvelles observations d'hystérie alcoolique. Hischmann fait observer qu'il ne donne à la dénomination hystérie toxique qu'une valeur étiologique et récuse l'existence d'une hystérie symptomatique.

Il nous reste enfin à signaler deux thèses, parues cette année même : la première de Mlle Blanche Edwards (De l'hémiplégie dans quelques affections nerveuses), la seconde de M. Guinon (Les agents provocateurs de l'hystérie). Nous avons puisé dans l'excellente thèse de M. Guinon des renseignements très intéressants sur le sujet qui nous occupe.

CHAPITRE PREMIER

A. — Considérations étiologiques.

1° *Au point de vue nerveux.* — Parmi les alcooliques qui présentent l'hémiplégie sensitivo-motrice, quelques-uns ont déjà des manifestations hystériques indiscutables : aura, points hystérogènes, attaques convulsives, etc. (obs. II, III, IV, XXI, etc.).

Chez d'autres la tare nerveuse est à peine accusée : incontinence d'urine dans l'enfance, impressionnabilité exagérée (obs. I, V, etc.).

Pour quelques-uns ces troubles moteurs ou sensitivo-sensoriels constituent la première manifestation névropathique (obs. XXVIII).

La plupart ont de par leurs antécédents héréditaires une prédisposition à la névrose.

2° *Au point de vue intoxication.* — Le plus souvent l'intoxication a été de longue durée : on a affaire à des alcooliques âgés de 35 à 40 ou même 50 ans (obs. I, V, VIII, X, XIII, XV, etc.). Plus rarement ce sont de jeunes alcooliques de 20 à 30 ans, chez qui l'intoxication, pour ne pas remonter bien loin, est déjà profonde (obs. II, XX, XXI).

Il en est cependant qui semblent présenter une véritable prédisposition individuelle ; ce sont les intoxiqués qui appartiennent à la grande famille des nerveux.

Chez tous ces individus les symptômes de l'alcoolisme sont évidents.

3° *Au point de vue de la nature des boissons.* — Parfois, c'est le vin qui doit être incriminé, parfois l'eau-de-vie ou le rhum ; le plus souvent, l'absinthe seule ou associée aux autres boissons est en cause.

B. — Mode de début.

Le mode de début de l'hémiplégie motrice et sensitive est essentiellement variable.

a) Tantôt c'est à la suite d'une attaque apoplectiforme qu'apparait l'hémiplégie (obs. V, X, XX, XV).

b) Tantôt c'est après une attaque convulsive (obs. II, VI, XVII, XXI, XXIII)

c) Parfois l'hémichorée précède l'hémiplégie (obs. XXI).

d) Parfois les accidents s'établissent progressivement et souvent à l'insu du malade (obs. III, XV).

e) Dans quelques cas c'est au réveil que la paralysie est constatée (obs. I, IV).

f) Plusieurs fois l'hémiplégie a été consécutive à une attaque de délire alcoolique (obs. VII, VIII, XIII, etc.).

CHAPITRE II

I. — Hémianesthésie.

L'hémianesthésie est le plus souvent *sensitivo-sensorielle* ; elle porte à la fois sur la sensibilité générale et sur la sensibilité spéciale.

Côté. — Elle paraît siéger avec une égale fréquence à droite ou à gauche

L'hémianesthésie sensitive peut être croisée par rapport à l'hémianesthésie sensorielle. L'anesthésie peut occuper, d'un côté le membre supérieur, de l'autre côté le membre inférieur (obs. XVIII).

Les troubles de la sensibilité sont parfois généralisés à tout le corps, mais même dans ce cas ils sont toujours plus accusés d'un seul côté (obs. XIV, XXIII).

A. *Troubles de la sensibilité générale. Degré d'intensité.* — La sensibilité générale peut être frappée d'une façon plus ou moins intense, depuis la simple parésie, même légère, jusqu'à l'insensibilité la plus absolue.

La paralysie de la sensibilité peut être superficielle et tégumentaire, ou profonde et atteindre les parties sous-jacentes, muscles, articulations.

D'ordinaire, les muqueuses (cavité buccale et pharyngienne, muqueuse conjonctivale) sont également insensibles.

En résumé, la peau et les muqueuses sont frappées dans leurs divers modes de sensibilité et à des degrés variables.

1° *Perte de la sensibilité à la douleur ou analgésie.* — Pincement, piqûre, brûlure ne sont pas senties ou sont à peine senties. A un premier degré d'analgésie à la brûlure, cette dernière n'est plus perçue que comme chaleur, pour ne plus déterminer ensuite qu'une sensation de contact ; parfois la piqûre n'est pas sentie en tant que piqûre alors que le contact est encore apprécié.

L'analgésie est plus fréquente que l'anesthésie.

2° *Perte de la sensibilité électrique.* — Celle-ci est plus ou moins complète ; dans ce dernier cas on peut contracturer les muscles sans que le malade en ait conscience et sans qu'il ressente la moindre douleur (obs. I).

3° *Perte de la sensibilité tactile. Anesthésie proprement dite.* — La sensibilité tactile est assez rarement perdue d'une façon complète ; elle reste parfois confinée dans une zone très limitée (obs. III). En revanche la diminution de cette sensibilité ou *hypesthésie* s'observe fréquemment.

Quand la recherche de la sensibilité au contact est délicate ou douteuse, il est bon de recourir au compas de Weber, qui permet d'apprécier des nuances, difficilement appréciables sans cet instrument.

4° *Perte de la sensibilité thermique.* — La thermo-anesthésie est assez fréquente et existe aussi bien pour le froid que pour la chaleur (obs. I, II, IV, XVI).

5° *Perte de la sensibilité à la région.* — Lorsque l'anesthésie est peu accusée, la faculté de rapporter la sensation d'une impression au point où l'excitation a eu lieu est parfois affaiblie.

6° *Erreur de sensation.* — Dans quelques cas un simple contact donne lieu à une sensation douloureuse ; parfois une brûlure est perçue comme chaleur, une piqûre est sentie comme attouchement.

7° *Retard de perception.* — La perception des impressions peut éprouver un retard de quelques secondes, au lieu du retard physiologique d'un quinzième de seconde à une demi-seconde.

Sensibilité musculaire et articulaire. — La sensibilité musculaire des contractions volontaires et électriques peut être abolie ou diminuée proportionnellement à l'altération de la contractilité volontaire. La contractilité électrique n'est jamais abolie ; elle peut être parfois diminuée (obs. III).

La paralysie de la sensibilité musculaire, qui, en s'ajoutant à celle de la sensibilité musculaire et cutanée, enlève la notion de la position occupée par les différents segments des membres, ne s'observe que rarement. Dans ces conditions le malade ne s'aperçoit pas d'un obstacle interposé entre le bras et le but à atteindre ; si l'on vient soi-même à toucher l'organe désigné, le malade croit avoir accompli le mouvement bien que son bras soit resté immobile (Magnan).

La *sensibilité des muqueuses* est affaiblie ou abolie. On la recherche sur la face interne des lèvres et des joues, le voile du palais, enfin au niveau de la conjonctive.

Sensations subjectives.— Parfois ce sont des picotements, des fourmillements ou engourdissements dans les mains, les pieds, les membres entiers ; ou bien, ce sont des douleurs superficielles ou profondes, précisément dans les membres anesthésiés. La malade de l'obs. IV accusait des douleurs fulgurantes siégeant dans le côté privé de sensibilité.

Chez quelques anesthésiques les brûlures ne sont pas senties au moment où elles se produisent ; mais quelques heures plus tard, lors de l'établissement du travail inflammatoire, elles provoquent sur place des douleurs persistantes, absolument comme s'il n'y avait pas analgésie, et pourtant celle-ci persistait encore (obs. III). Chez d'autres sujets plus rares les douleurs ne se sont jamais montrées consécutivement, malgré le processus inflammatoire aboutissant à la formation de petites eschares. Nous avons pu observer ce fait chez le malade de l'obs. I : quelques pointes de feu, appliquées sur le mollet anesthésié, n'ont éveillé aucune douleur, ni au moment de leur production, ni ultérieurement. En somme, la douleur non perçue en tant que traumatisme, peut être sentie en tant que processus pathologique.

B. *Troubles des sensations spéciales.* — *Vision.* — La vue peut être le siège non seulement d'un affaiblissement, mais même de perversion. A un premier degré, la lecture est difficile, les objets ne sont vus qu'à une distance très rapprochée, c'est l'amblyopie ; à un plus haut degré, les objets ne sont plus distingués, c'est l'amaurose. L'amblyopie ou l'amaurose n'existe d'ordinaire que d'un seul côté ; dans des cas exceptionnels l'amblyopie peut frapper les deux yeux. La perception des couleurs est affaiblie et partielle, rarement complètement abolie ; la dyschromatopsie est plus souvent bilatérale qu'unilatérale ; il en est de même pour le rétrécissement du champ visuel, qui s'observe dans la majorité des cas. Un fait d'une importance capitale c'est l'absence de lésion à l'ophtalmoscope.

Les pupilles ne présentent ni myosis ni dilatation.

Audition. — Tantôt c'est un simple affaiblissement de l'ouïe, qui perçoit difficilement le tic-tac d'une montre ; tantôt la surdité est complète.

Olfaction. — L'odorat est diminué ou entièrement aboli. Pour apprécier le degré d'anosmie on emploie des corps organoleptiques d'intensité variable, fleur d'oranger, essence de menthe, musc ; on doit éviter les corps tels que l'éther et l'ammoniaque, qui agissent non seulement sur la sensibilité olfactive, mais encore sur la sensibilité générale.

Gustation. — Le goût est émoussé ou perdu. Les saveurs salées, sucrées ou amères sont peu ou pas senties.

Ces altérations de la sensibilité spéciale n'existent généralement que du côté anesthésié. Parfois l'abolition des perceptions sensorielles est partielle : la vision (obs. XIV), l'ouïe (obs. XXIII) ou l'odorat se trouve respecté, alors que les autres sens sont éteints ; plus souvent les sens spéciaux sont altérés à des degrés différents : abolition pour les uns, diminution pour les autres (obs. XXV).

Les sens spéciaux pourraient être intéressés des deux côtés simultanément, mais à des degrés différents.

État des réflexes. — Le réflexe pharyngien et le réflexe conjonctival sont abolis ou diminués du côté anesthésié.

Parfois le réflexe rotulien est éteint (obs XXIII), parfois il est conservé ou même exagéré (obs. XXV).

Dans plusieurs cas l'abolition du réflexe patellaire a été observée des deux côtés (obs. I, II, XXVIII).

II. — Hémiplégie.

Il est rare que les troubles moteurs ne se superposent pas aux troubles de la sensibilité ; cependant dans les observations XV et XVI l'hémianesthésie sensitivo-sensorielle est seule en cause.

Quelquefois l'hémiplégie s'accompagne d'hémispasme glosso-labié (obs. I, XVI), ou de mutisme (obs. I, X, XXVII).

Dans aucun des cas que nous rapportons la paralysie faciale n'a été observée. Si l'hémiplégie est fréquente, elle est loin d'être aussi accusée que l'hémianesthésie ; souvent on a affaire à une parésie. Jamais la paralysie n'est aussi intense que dans l'hémiplégie de nature organique ; d'ordinaire elle paraît plus marquée au membre supérieur qu'au membre inférieur.

Un des caractères principaux, inhérent aux troubles moteurs et regardé par M. Charcot comme caractéristique de l'affection hystérique, c'est la marche spéciale de ces hémiplégiques, signalée par Todd dans ses leçons sur les paralysies. « La malade traîne après elle le membre paralysé comme s'il s'agissait d'un corps sans vie, elle ne produit aucun acte de circumduction, ne fait aucun effort d'aucune sorte pour le détacher du sol ; pendant qu'elle marche le pied balaie le sol » (1). Toutes nos observations où les mouvements de la jambe paralysée ont été étudiés relatent cette particularité de la marche.

M. Charcot fait observer que ce signe n'existerait plus si l'hémiplégie hystérique au lieu d'être flasque s'accompagnait de contracture, et l'on sait la fréquence des contractures dans l'hystérie. Ceci nous amène à parler du spasme glosso-labié unilatéral.

Certains hémiplégiques présentent une déviation de la face, qui donne l'apparence d'une paralysie faciale ; mais si l'on y regarde de près, on constate qu'une des commissures labiales est entr'ouverte, que de ce côté la lèvre est plus épaisse et, fait important, que les muscles zygomatiques et releveur de l'aile du nez et de la lèvre supérieure sont animés de petites secousses spasmodiques, entr'ouvrant la bouche par saccades ; de plus la langue est déviée du côté du spasme et, pour ainsi dire, recourbée en crochet. C'est cette pseudo-paralysie faciale, que, dans sa leçon du 2 février 1887, M. Charcot décrit et appelle spasme glosso-labié unilatéral.

Nous devons rapprocher des troubles moteurs le mutisme hystérique, qui se trouve signalé plusieurs fois (obs. I, X, XVI, XVII, XXVII).

Les symptômes de cette aphasie motrice sont bien connus depuis les derniers travaux du professeur de la Salpêtrière et

(1) V. CHARCOT. *Policlinique du mardi*, leç. du 17 avril 1888.

de ses élèves. Le malade est muet et aphone, tout en conservant la faculté d'écrire, de lire et de comprendre la signification des mots; en d'autres termes il ne présente ni agraphie, ni surdité verbale, ni cécité verbale, caractères appartenant à l'aphasie de nature organique. Souvent le malade atteint de mutisme passe par une période de bégaiement, qui précède et suit l'aphasie proprement dite.

Signalons en outre, la possibilité de mouvements choréiformes, généralisés à tout le corps ou limités au côté paralysé (obs. XI, XII, XIV).

Ces modifications de la sensibilité et de la motilité, que nous venons de passer en revue, n'ont été accompagnées dans aucun cas, ni de troubles trophiques appréciables, ni de troubles vaso-moteurs.

Symptômes concomitants. — Céphalalgie, étourdissements, bourdonnements d'oreille, engourdissements dans les mains ou dans les pieds, hyperesthésie des membres inférieurs ou du côté non anesthésié, délire, vertiges, mouvements convulsifs, apoplexie, stigmates hystériques, etc.

Outre ces troubles d'ordre nerveux, qui peuvent se rencontrer à des titres divers et reconnaître une cause non univoque, l'alcoolique présente souvent le cachet typique de l'intoxication : facies, tremblement des mains, tremblement des lèvres et de la langue, pituites, gastrite, crampes, cauchemars, délirium tremens, etc. Mais il n'en est pas toujours ainsi et le tremblement des mains et les pituites sont quelquefois les seuls signes qui éveillent l'attention; enfin, dans des cas exceptionnels, ces symptômes mêmes sont peu marqués.

Au point de vue psychique, les alcooliques atteints d'hémiplégie offrent parfois le caractère des hystériques mâles : ils sont tristes, sombres, déprimés et obsédés par les troubles qu'ils présentent.

CHAPITRE III

Marche. — Durée. — Terminaison.

La marche, la durée de l'hémiplégie motrice et sensitivo-sensorielle est essentiellement variable. Certains malades, sous l'influence d'un mode de traitement que nous allons exposer, peuvent voir la sensibilité et le mouvement revenir rapidement en quelques semaines ou même instantanément Laissés à eux-mêmes, ces troubles peuvent disparaître d'une façon spontanée après un temps plus ou moins long : dans ce cas, la motilité revient communément avant la sensibilité générale ; l'hémianesthésie sensorielle paraît être plus persistante.

Influence des agents esthésiogènes. — Les aimants, la faradisation électrique, certains métaux peuvent amener la disparition plus ou moins rapide de l'hémiplégie et de l'hémianesthésie. Le malade de M. Debove (obs. XV) est guéri en une seule séance d'électrisation ; il en est de même du malade de Dreyfous (obs. XIX). Des influences psychiques ou neuropathiques produisent le même effet : le malade de Dagonnet (obs. VII) voit son hémianesthésie se dissiper à la réception d'une lettre ; le malade de l'observation XVII (Charcot) est délivré de son hémiplégie à la suite d'une nouvelle attaque convulsive ; le même fait se retrouve dans l'observation de Guillemin (obs. XXIII).

Ces mêmes agents, et c'est de là que leur vient la dénomination d'*esthésiogènes*, peuvent dans certains cas faire déplacer l'anesthésie et la paralysie, le côté sain présentant identiquement les troubles du côté primitivement atteint.

On n'avait pas tout d'abord cru que ce curieux phénomène

du transfert existât dans l'hémianesthésie d'origine toxique et même Dumontpallier pensait que c'était la seule différence entre l'hémianesthésie hystérique et l'hémianesthésie toxique, cette dernière guérissant sous l'influence de l'électro-aimant sans transfert. Pour Achard ce fait négatif se retrouverait dans toute hémianesthésie d'origine toxique. Or Hischmann rapporte dans sa thèse, observation XI, un cas, recueilli dans le service de M. Potain, où le transfert a été constaté chez un saturnin ; nous même avons observé ce curieux phénomène chez deux alcooliques (obs. I, II).

On ne saurait donc désormais invoquer ce signe pour en tirer des indications diagnostiques.

CHAPITRE IV

Nature de l'hémiplégie et de l'hémianesthésie des alcooliques.

Il ne peut être question ici, ni d'une origine périphérique, ni même d'une lésion médullaire, les troubles que nous étudions affectant non seulement la motilité et la sensibilité d'une moitié du corps, mais encore la sensibilité spéciale.

Origine centrale. — L'étude attentive de l'hémiplégie sensitivo-motrice des alcooliques fit voir aux observateurs que celle-ci reproduisait entièrement le tableau de l'hémiplégie d'origine centrale par lésion de la capsule interne ou de l'hémiplégie motrice et sensitive des hystériques. Nous verrons plus loin (chapitre VI) le diagnostic différentiel de ces deux dernières affections.

Origine hystérique. — La nature hystérique de ces troubles moteurs et sensitifs est actuellement admise par tous les cliniciens. C'est à l'école de la Salpêtrière surtout que revient le mérite d'avoir montré le grand rôle de l'hystérie chez l'homme et la part importante que celle-ci occupe dans les intoxications.

Les considérations, sur lesquelles on s'est basé pour admettre la nature de l'hémiplégie d'origine alcoolique, sont :

a. D'ordre anatomique.

b. D'ordre clinique.

a. *D'ordre anatomique.* — On pourrait procéder par comparaison avec une autre hémiplégie d'origine également toxique, nous voulons parler de l'hémiplégie sensitivo-motrice des saturnins. Sous ce rapport, le résultat négatif au point de vue cérébral des autopsies de Brochin (*Gaz. des hôp.*, 27 fév. 1875) et de Boussi (*France méd.*, 1879) est de la plus haute importance puisqu'à lui seul il permet d'affirmer qu'on n'a pas affaire à une lésion organique, mais à un trouble purement dynamique ou fonctionnel. M. Hanot a bien voulu nous donner connaissance de deux cas d'hémiplégie sensitivo-motrice chez des alcooliques où l'examen du cerveau fut pratiqué avec le plus grand soin : aucune lésion ne fut rencontrée.

b. 1° *D'ordre clinique.* — L'alcoolique qui devient hémiplégique et hémianesthésique présente d'ordinaire une tare nerveuse, manifestations hystériques antérieures (obs. III, IV, etc.), ou une prédisposition héréditaire.

2° Certains phénomènes, qui précèdent ou accompagnent l'hémiplégie (attaques convulsives, apoplexie), et qu'on rangeait autrefois sous le terme vague d'épilepsie absinthique, de congestion cérébrale, sont des manifestations hystériques. Nous exceptons bien entendu le phénomène cérébral concomitant, délirium tremens, qui relève de l'intoxication alcoolique.

3° Les points de ressemblance, pour ne pas dire plus, de l'hémiplégie des alcooliques avec l'hémiplégie hystérique sont trop évidents pour que nous insistions sur l'analogie que ces deux affections présentent. Mais n'y a-t-il pas quelques dissemblances, quelques caractères distinctifs qui permettent de les différencier?

Il suffit de lire les travaux de ces dernières années pour voir signalés certains phénomènes considérés jusqu'alors comme étrangers à l'hystérie. C'est sur eux qu'on se basait pour rejeter la nature hystérique de l'hémiplégie d'origine alcoolique. Des convulsions épileptiformes, généralisées ou localisées à un côté du corps, des attaques apoplectiformes, des troubles de la parole, l'émission involontaire d'urine, etc., accompagnent parfois l'hémiplégie sensitivo-motrice. L'existence dans le cours de l'hémiplégie, de fourmillements, d'éléments douloureux n'est pas très rare. Or, de tous ces faits en bloc, quelques-uns peuvent être attribués à des névrites alcooliques (fourmillements, picotements, hyperesthésie) ; les autres sont incontestablement d'ordre hystérique ainsi que l'ont démontré les travaux récents de l'école de la Salpêtrière. Les deux derniers arguments, absence de transfert, paralysie faciale, sur lesquels on s'appuyait pour nier la nature hystérique de cette hémiplégie, ne sont plus valables. Nous avons cité deux observations où le transfert se produisit et, d'autre part, la prétendue paralysie faciale n'est que l'hémispasme glosso-labié des hystérique (voir chapitre II).

Ce sont là des caractères négatifs (absence de lésion à l'autopsie), ou même latéraux (nature hystérique des autres manifestations), qui ont une importance considérable, il est vrai ; mais il est un caractère positif sur la valeur duquel on ne peut discuter, nous voulons parler de la curabilité par les agents esthésiogènes de cette hémiplégie motrice et sensitive ; or, personne actuellement ne songe à nier la nature hystérique des hémianesthésies et des hémiplégies curables par les agents esthésiogènes. Nous ajouterons d'ailleurs qu'on ne connaît pas d'autopsie démontrant qu'une lésion matérielle ait entraîné une hémiplégie motrice et sensitive, guérie par ces agents. Au contraire, nous pouvons citer une autopsie négative de Vulpian (*Revue méd.*, 1881, p. 38). Il s'agit d'un malade qui fut frappé d'hémianesthésie sensitivo-sensorielle à la suite d'une attaque apoplectique ; cette anesthésie disparut par la faradisation. Le malade étant mort 18 jours après, on ne put découvrir dans l'encéphale aucune trace de lésion.

Nous arrivons donc, par l'examen consciencieux des faits, à la conclusion ferme et légitime que l'hémiplégie motrice et sensitive des alcooliques est de nature hystérique.

CHAPITRE V

Des relations qui existent entre l'hystérie et l'alcoolisme.

Dans l'étude qui précède, nous avons essayé de montrer que l'hémiplégie des alcooliques est, toute complication étrangère et tout phénomène surajouté mis à part, cliniquement identique à l'hémiplégie des hystériques, qu'elle est en d'autre sorte hystérique. Nous devons maintenant chercher à préciser les rapports qui unissent l'hystérie et l'alcoolisme.

I. — L'idée d'une coexistence fortuite de l'intoxication et de l'hystérie doit être écartée. Car, si l'hystérie chez l'homme n'est pas très rare, si l'intoxication par l'alcool est fréquente, les accidents hystériques, l'hémiplégie sensitive ou motrice en particulier, s'observent trop souvent chez les alcooliques pour qu'il n'y ait là qu'une rencontre accidentelle, qu'un simple effet de hasard.

Nous avons pu en effet réunir 28 observations d'hémiplégie plus ou moins complète, et sur ce nombre 27 sont relatives à des hommes. Et puis, il est des cas dans lesquels les troubles moteurs et sensitifs se rattachent si intimement à une manifestation aiguë de l'intoxication alcoolique ou a un redoublement dans les excès de boisson qu'on est admis à admettre une relation de causalité entre les deux facteurs.

II. — Quelle est donc la part qui revient à l'intoxication alcoolique dans la genèse de l'hémiplégie.

1° M. Debove (*Bul. Soc. méd. des hôp.*, 1886), soutient que l'intoxication est capable de produire, de créer de toutes pièces, chez les sujets prédisposés ou non, une hystérie qui lui est propre et qu'il faudrait dénommer hystérie saturnine ou hystérie alcoolique selon que l'intoxication est due au plomb ou à l'alcool. Cette hystérie toxique viendrait donc se ranger à côté de l'hystérie essentielle à titre d'espèce distincte. Elle serait pour ainsi dire ce qu'est au mal comitial l'épilepsie symptomatique. « L'expression d'épilepsie saturnine, dit Achard, est une expression reçue et qui n'a rien qui nous choque ; pourquoi n'emploierait-on pas celle d'hystérie saturnine pour désigner les phénomènes hystériques qui peuvent s'observer au cours du saturnisme ? »

2° Après avoir établi les caractères de l'hémianesthésie et des anesthésies hystériques, Pitres, de Bordeaux, dit en matière de conclusion : « Certains auteurs paraissent disposés à admettre que ces anesthésies sont de nature hystérique, qu'elles se rencontrent chez les sujets prédisposés par leur hérédité ou par leurs antécédents pathologiques, parmi lesquels figurent l'alcool et le plomb, qui auraient alors pour action de réveiller la diathèse nerveuse; nous dirons, nous, que certaines intoxications ont pour effet de modifier profondément l'excitabilité des centres nerveux. Les intoxications peuvent, entre autres phénomènes, déterminer des *inerties fonctionnelles* qui se traduisent par des anesthésies basilaires, *semblables à celles des hystériques;* elles peuvent aussi peut-être réveiller chez les sujets prédisposés l'hystérie latente et déterminer, par voie indirecte, de véritables hystéries, mais *cela est exceptionnel* ».

3° Tout autre est l'interprétation admise par MM. les professeurs Charcot et Potain et par M. Letulle.

M. Charcot pense en effet que, chez les sujets prédisposés, l'hystérie peut être réveillée et mise en jeu par le développement de l'intoxication alcoolique. Dans la leçon du 26 juin 1886, où il présente un malade atteint d'hémianesthésie sensitivo-sensorielle réputée alcoolique, il conclut par ces paroles : « Voilà donc un bel exemple d'hystérie chez l'homme. Le *rôle de l'alcoolisme a été de provoquer le développement de l'affection* ». Et plus loin il ajoute : « Les hémianesthésies en question font-elles partie de la nosographie de ces intoxications chroniques ? Voilà ce dont je doute, pour ne pas dire plus ».

Ainsi que le dit Berbez dans sa revue sur l'hystérie toxique (1), il est de par le monde des gens en quête d'une occasion de devenir hystériques ; chez ces candidats à l'hystérie tous les prétextes sont bons. Pour l'un c'est une chute ; pour l'autre c'est l'alcool.

Voulant faire (Debove) de cette hystérie d'origine toxique une hystérie spéciale, on a créé le mot « symptomatique ». On ne voit pas la raison d'être de cette dénomination ; qu'on accole au nom de la maladie la raison étiologique et qu'on dise hys-

(1) *Gazette des hôpitaux*, 1888.

térie d'origine alcoolique ou mieux *hystéro-alcoolisme*, comme on dit hystéro-traumatisme (Guinon); mais l'hystérie symptomatique laisse croire que l'intoxication est la cause efficiente, unique, qui amène le développement de la névrose, tandis qu'elle agit tout au plus comme cause occasionnelle ; cette dénomination laisse en outre supposer une différence dans le tableau des symptômes, ce qui n'est pas rigoureusement exact.

Il y a toutefois quelques nuances dans l'énoncé symptomatique de l'hystérie vulgaire et des hystéries toxiques. M. Charcot, dans une leçon de la policlinique du mardi, a bien développé ce point de détail qui a son importance. L'hystérie toxique présente en effet certains caractères, portant le cachet même de l'intoxication qui l'a fait apparaître. C'est ce qu'indique le savant professeur dans la proposition suivante : « Les intoxications n'ont qu'une importance réduite sur la production des phénomènes hystériques, mais elles ont une influence énorme sur la forme des accidents ». Nous n'en voulons pour preuve que le malade présenté à son cours par M. Charcot. Ce malade, alcoolique invétéré, offre des attaques hystériques avec hallucinations ; or ces hallucinations, tout en se produisant pendant les crises hystériques et à la période des attitudes passionnelles, gardent le caractère terrifiant des hallucinations alcooliques.

En résumé, nous croyons que l'alcool, le plus souvent, éveille l'hystérie chez des individus, prédisposés de par leurs antécédents héréditaires ou personnels, et que, plus rarement, il amène l'éclosion de cette névrose chez des individus qui ne paraissaient présenter aucune prédisposition à cette affection.

CHAPITRE VI

Diagnostic.

L'hémiplégie sensitivo-motrice des alcooliques est-elle toujours d'ordre toxique, autrement dit hystérique ?

Cette hémiplégie et cette hémianesthésie sensitivo-sensorielle pourrait résulter d'une lésion matérielle. Les travaux de Turck, de Charcot, de Ferrier de Londres, de Veyssière, ont établi la localisation de ces troubles dans la partie postérieure de la capsule interne, et depuis de nouveaux faits sont venus confirmer cette importante acquisition de pathologie. Or, un foyer hémorrhagique pourrait chez un alcoolique intéresser ce territoire cérébral. Quel est donc le moyen de différencier les deux cas.

L'hémianesthésie organique, tout en étant très rare, ne présente pas en général les caractères réunis de l'hémianesthésie d'ordre toxique ; d'ordinaire les sens spéciaux sont peu intéressés et l'anesthésie n'offre pas toujours une régularité très grande. Dans l'hystérie toxique au contraire l'hémianesthésie complète s'observe et même n'est pas rare ; les troubles sensoriels sont remarquables par leur fréquence et leurs caractères propres.

L'hémiplégie motrice accompagne le plus souvent l'hémianesthésie et c'est alors que la scission entre l'affection organique et l'affection hystérique devient plus évidente. L'hémiplégie organique est plus intense, plus accusée que l'hémiplégie hystérique, qui n'est souvent qu'une hémiparésie. Dans celle-ci la marche présente une allure spéciale : le malade balaie le sol avec le membre paralysé, tandis que dans le cas d'une lésion organique il progresse en imprimant à son membre inférieur des mouvements de circumduction. D'autres caractères sont fournis par l'influence des agents esthésiogènes d'une efficacité parfois rapide dans l'hémiplégie hystérique seule. Le phénomène du transfert, lorsqu'il peut être obtenu, tranche immédiatement la question. Parfois l'hémiplégie est accompagnée de symptômes sur la nature hystérique desquels nous nous sommes précédemment expliqué : mutisme, spasme glosso-labié. Dans presque tous les cas d'hémiplégie de nature hystérique, on observe des stigmates de la grande névrose : points hystérogènes divers, rétrécissement du champ visuel, contracture, aura, attaques convulsives ou apoplectiformes, etc. Enfin lorsque les stigmates font défaut, si l'on a affaire à une hémiplégie de longue date, l'absence dans les membres paralysés de contractures, d'atrophie notable, de troubles trophiques et vaso-moteurs, suffira pour affirmer une origine dynamique.

Nous n'avons pas à insister longuement sur le diagnostic de l'hémiplégie avec les névrites alcooliques. Celles-ci en effet offrent des caractères spéciaux, bien connus depuis les travaux de Lancereaux, de Leudet et les thèses de Brissaud et d'Œttinger.

Ces névrites s'établissent progressivement ; elles sont localisées aux membres supérieurs ou inférieurs, surtout à ces derniers ; elles sont plus souvent bilatérales qu'unilatérales ; enfin elles s'accompagnent de phénomènes subjectifs (picotements, fourmillements, hyperesthésie) et de signes objectifs (troubles trophiques et vaso-moteurs). Un caractère négatif très important, c'est l'absence des troubles de la sensibilité spéciale.

Valeur diagnostique. — La constatation d'une hémiplégie motrice et sensitivo-sensorielle chez un alcoolique peut avoir une certaine valeur au point de vue de l'hystérie, qui, dans certains cas, aurait pu passer inaperçue et se trouve par là même mise en évidence.

Valeur pronostique. — L'hémiplégie sensitive et motrice est par elle-même d'un pronostic relativement bénin, en ce sens qu'elle est curable, presque toujours d'une façon rapide. Mais si des sujets névropathes font facilement de l'hémiplégie hystérique, par contre les alcooliques non névropathes ne la présentent qu'après une intoxication déjà longue : c'est là un fait de constatation clinique. Aussi dans les deux cas sa présence a-t-elle pour le médecin un certain intérêt. Pour les premiers, elle est l'indice d'un état hystérique évident, avec toutes ses conséquences ; pour les autres, qui n'ont que cette manifestation de la névrose, elle est la marque d'une profonde intoxication alcoolique.

CHAPITRE VII

Traitement.

Le traitement doit s'adresser à la fois à l'intoxication et à l'hystérie.

Pour la première, l'indication thérapeutique est simple quoique souvent difficile à réaliser ; elle consiste dans la suppression de l'alcool à laquelle on joindra les sédatifs du système nerveux, le bromure de potassium et surtout le chloral.

Il faudra d'autre part s'adresser à l'hystérie et combattre ses manifestations. Contre les troubles nerveux que nous avons spécialement étudiés on aura recours aux agents esthésiogènes (aimants, courants électriques, métaux), à la méthode dynamométrique (1). Les aimants, généralement au nombre de deux, seront appliqués quotidiennement pendant environ une heure : un des aimants sera placé sur le bras, l'autre sur la jambe ou la cuisse. Si dans ces conditions le transfert est observé et qu'il persiste, les aimants seront transportés sur le côté devenu insensible. Les plaques de métal seront disposées de la même façon que les aimants.

L'électricité sera utilisée en tant que courants continus ou mieux en tant que courants induits : une seule séance d'électrisation de la durée d'un quart d'heure, d'une demi-heure au plus, suffira chaque jour.

Dans la méthode dynamométrique, on prescrit au malade de prendre toutes les deux heures le dynamomètre et de s'efforcer de lui faire donner, à chaque séance nouvelle, un chiffre supérieur au chiffre obtenu dans la séance antérieure ; de plus il est bon que pendant la séance le malade regarde attentivement la main qui actionne le dynamomètre (Charcot).

Ces divers modes de traitement peuvent être employés isolément ou alternativement.

Il ne faut pas perdre de vue que ces malades sont des hystériques et que, par conséquent, la suggestion à l'état de veille peut être chez eux d'une certaine efficacité.

Quant à la suggestion dans l'état hypnotique, il ne faut en user qu'avec la plus grande précaution et n'y recourir qu'en dernier lieu : car cette méthode thérapeutique peut modifier d'une façon défavorable l'état psychique, et provoquer l'apparition de véritables attaques convulsives, chez des sujets qui n'en avaient jamais présenté antérieurement.

Enfin il ne faut pas oublier qu'une hémiplégie naissante est plus facilement curable qu'une hémiplégie de longue date et qu'un individu guéri n'est pas à l'abri d'une récidive.

(1) CHARCOT. *Leç. sur les mal. du syst. nerv.*, 3e vol., p. 360.

OBSERVATIONS

OBSERVATION I (PERSONNELLE)

Alcoolisme chronique. — Hémiplégie et hémianesthésie sensitivo-sensorielle du côté gauche. — Spasme glosso-labié. — Mutisme. — Transfert. — Guérison au bout de 12 jours.

Sol.., 48 ans, charpentier, entré le 29 janvier 1889, salle St-Christophe.

Les antécédents héréditaires n'offrent aucune particularité à relever au point de vue neuropathique. Son père est un vieillard qui jouit d'une excellente santé ; sa mère est morte à l'âge de 50 ans d'une maladie aiguë; sans avoir présenté de troubles nerveux, son frère et sa sœur ont un caractère très irritable. C'est là tout ce que l'enquête sur sa famille nous a révélé.

Le malade a uriné au lit jusqu'à l'âge de 10 ans. En dehors de cette infirmité momentanée sa santé générale est bonne; il reconnait néanmoins qu'il est capricieux et émotif.

Son état de menuisier dans la marine le conduit successivement en Crimée, en Cochinchine et au Mexique où il séjourne 5 ans. Il use et abuse de l'absinthe et d'autres liqueurs indigènes, riches en alcool. A sa rentrée en France il a quelques légers accès de fièvre intermittente.

Pendant la campagne de 1870 il est blessé à la jambe, par une balle qui lui traverse le mollet en séton sans fracturer les os. La même année il contracte sur le gland plusieurs chancres mous ; ajoutons qu'il n'a pas eu la syphilis. Après la guerre il revient à ses anciennes habitudes ; sans rejeter l'absinthe et le rhum, il boit de préférence le vin, en moyenne trois ou quatre litres par jour. En 1882 il part au Tonkin et y séjourne deux années; pendant une huitaine de jours il présente des accès de fièvre palustre, qui n'ont pas reparu depuis cette époque. Actuellement il travaille dans les chantiers de l'exposition et fait de nouveaux excès de boisson (vin, eau-de-vie, absinthe).

Le 14 janvier après avoir terminé sa journée, il rentre chez lui, pris d'une violente douleur au niveau du sommet de la tête, avec sensation d'un clou enfoncé dans le crâne. Le lendemain au réveil les couvertures du lit sont tombées à terre et le malade est tout étonné, en voulant les relever, de trouver son côté gauche paralysé ; il se voit même dans l'impossibilité d'appeler à son aide, ne pouvant proférer aucune parole. Il constate en outre que sa face est déviée à gauche et que la langue est tirée du même côté ; il ne peut manger qu'avec difficulté, la mastication se faisant difficilement.

Sol..., reste dix jours chez lui, attendant en vain la disparition spontanée de ses accidents. Il ne marche qu'en trainant la jambe, son bras reste impotent et la parole ne revient que lentement bien qu'il pût lire et qu'il pût comprendre le sens des mots.

Le malade entre à l'Hôtel-Dieu, onze jours après le début de son hémiplégie. Il n'est pas migraineux et ne présente aucune des manifestations habituelles de l'arthritisme.

Il rejette chaque matin un liquide glaireux et filant. L'appétit est conservé, mais le malade souffre dans la journée de crampes d'estomac.

Ni la rate, ni le foie ne sont hypertrophiés.

Le cœur ne laisse entendre aucun bruit anormal ; les artères périphériques ne sont pas athéromateuses. Rien à noter du côte de l'appareil respiratoire. L'urine ne contient ni sucre, ni albumine.

Depuis 3 ans environ le malade a fréquemment des crampes dans le mollets ; depuis plusieurs années également il est tourmenté par des cauchemars et des rêves professionnels (il se croit précipité du haut des mâts sur le pont des navires, ou bien il construit une guillotine pour s'y voir ensuite décapiter). Les mains étendues sont animées de tremblement. Veinosités accusées au niveau des pommettes.

La symétrie de la face n'existe plus : la commissure labiale gauche est relevée et animée de petits mouvements spasmodiques, plus marqués, lorsque le malade, sans succès d'ailleurs, essaie de siffler. La langue est tirée du côté gauche et, au dire du malade, moins déviée qu'au début. L'occlusion des paupières est imparfaite, la paupière supérieure gauche s'abaisse difficilement.

État de la sensibilité générale. — Au niveau des membres du côté gauche, on observe l'abolition de la sensibilité tactile et thermique et de la sensibilité à la douleur superficielle et profonde (chatouillement, piqûre, glace, thermocautère); le malade n'indique qu'approximativement la position du bras ou de la jambe gauche et, la notion qu'il a des mouvements imprimés aux différents segments des membres anesthésiés, est imparfaite et tardive. Ces troubles de la sensibilité générale s'étendent non seulement aux membres, mais encore à toute la moitié correspondante du corps y compris la face et la cavité buccale. Sur la ligne médiane on passe graduellement de l'anesthésie à la sensibilité normale que l'on observe à droite.

Le réflexe rotulien est diminué des deux côtés, principalement à gauche; le réflexe pharyngien est aboli.

Sensibilité spéciale. — La surdité est absolue à gauche; le malade n'entend pas le tic-tac de la montre même quand celle-ci est appliquée contre le pavillon de l'oreille.

Même modification pour le sens de l'odorat; de l'eau de Cologne et du musc, placés sous la narine gauche, n'éveillent aucune sensation; par contre ces odeurs sont normalement perçues à droite.

Le sens du goût est également éteint sur la moitié gauche de la langue, où des parcelles de sucre, de sel et de quinine ne sont accusées, ni au point de vue gustatif, ni au point de vue tactile. Rappelons en outre la déviation de cet organe signalée plus haut.

Du même côté l'amaurose est presque totale; le malade ne distingue pas les objets. Du côté droit existe un rétrécissement concentrique du champ visuel et un léger degré de dyschromatopsie. Les deux pupilles sont également dilatées.

Ni troubles trophiques, ni troubles vaso-moteurs appréciables.

Motilité. — La force musculaire est notablement diminuée du côté gauche : malgré les efforts de résistance du malade, on arrive facilement à imprimer des mouvements d'extension ou de flexion aux membres supérieur et inférieur.

Au dynamomètre la main droite donne 60, la main gauche 15 seulement.

La marche, très difficile, est cependant possible; le malade traine le pied gauche qui balaie le sol; la jambe paralysée ne présente pas les mouvements de circumduction que l'on observe généralement chez les hémiplégiques ordinaires.

Nous ne reviendrons pas sur l'asymétrie de la face, ni sur la déviation de la langue, mais nous devons nous arrêter sur le bégaiement qui, d'après lui, et Sol.. est très affirmatif sur ce point, a été précédé pendant six jours d'une perte absolue de la parole. Cette impossibilité de parler ne tenait pas à la difficulté de trouver les mots, car le malade comprenait parfaitement les paroles qu'on lui adressait ; il pouvait même lire et écrire ; mais voulait-il parler, aucun son ne sortait de ses lèvres. Au mutisme succéda le bégaiement, qui aujourd'hui encore existe manifestement.

Nous avons cherché chez Sol... les points hystérogènes : seule la pression du testicule droit provoque une douleur très vive avec irradiation vers la gorge.

Diagnostic. — Alcoolisme chronique. Hémiplégie et hémianesthésie sensitivo-sensorielle avec hémispasme glosso-labié de nature hystérique. *Mutisme hystérique et bégaiement consécutif.*

Traitement. — Électrisation du côté gauche et application de l'aimant.

Une première séance avec l'appareil inducteur de Gaiffe permet de constater que la contraction électrique n'est pas abolie dans le côté paralysé : cependant le passage du courant n'y est point perçu. Le même jour, un aimant est appliqué sur la jambe paralysée ; il ne s'ensuit aucun résultat appréciable.

Le lendemain nouvelle séance d'électrisation et application de deux aimants sur le côté anesthésié, l'un au bras l'autre à la cuisse. Vingt-quatre heures après le malade sent les mouvements imprimés aux articulations précédemment insensibles ; une piqûre profonde est également perçue toutefois sans caractère douloureux. Pas de modification des sens spéciaux.

Après une troisième séance d'électrisation et une nouvelle application de deux aimants, placés comme la veille, on observe le transfert à droite de l'hémianestésie (sensibilité générale seulement). Ce phénomène persistait encore le lendemain. Les aimants sont alors placés du côté gauche ; un quart d'heure après la sensibilité revient à droite et l'hémianesthésie se reproduit à gauche, avec cette particularité qu'elle est beaucoup moins marquée que les jours précédents. Le malade perçoit, imparfaitement et avec un certain retard, la piqûre superficielle ; la thermo-anesthésie est moins accusée ; le sens musculaire est récupéré dans toute son intégrité. La force mus culaire a beaucoup gagné ; la pression du dynamomètre donne 20° avec la main gauche et 55 avec la main droite La marche est plus facile.

Pendant 8 jours le même traitement est continué (électrisation et aimants). Le transfert ne se reproduit plus ; les troubles de la sensibilité générale et de la motilité disparaissent progressivement ; les troubles de la sensibilité spéciale sont moindres, sauf l'amaurose qui persiste. La parole devient de plus en plus facile et la face reprend peu à peu sa symétrie.

Le 12e jour, Sol. qui croit son état suffisamment amélioré, veut reprendre son travail et demande son exeat.

État du malade à sa sortie. — La marche est facile, c'est à peine si le pied traine encore un peu. La résistance aux mouvements imprimés est parfaite. Au dynamomètre, M. G. 45 ; M. D. 60.

L'anosmie et l'ageustie sont à peine marquées ; l'oreille gauche entend le bruit de la montre à une distance de 20 cent.

La parole est normale ; le bégaiement n'existe plus qu'à de rares intervalles.

La déviation de la langue et l'asymétrie de la face ne sont plus appréciables. La vue seule s'est moins amendée ; le malade commence à distinguer les objets, mais il ne peut, l'œil droit fermé, lire les grands caractères du titre d'un journal.

Le rétrécissement du champ visuel ne s'est point modifié. Quant à la sensibilité générale, elle s'est rétablie à peu près intégralement dans ses différents modes, néanmoins les perceptions sont encore moins nettes à droite qu'à gauche.

Les crampes dans les mollets reviennent fréquemment ainsi que les rêves et les cauchemars.

OBSERVATION II (PERSONNELLE)

Attaque convulsive. — Hémiplégie sensitivo-motrice (côté droit). — Transfert de l'hémianesthésie. — Guérison rapide. — Symptômes de l'alcoolisme.

No..., 28 ans, serrurier, entre le 18 décembre 1888, salle St-Christophe.

On relève, dans les antécédents héréditaires : un père rhumatisant et alcoolique ayant, à plusieurs reprises, présenté des accès de delirium tremens; une mère d'un caractère émotif; trois sœurs nerveuses, dont une est sujette à des attaques, considérées comme « hystériques » à l'hôpital.

Lui-même est très impressionnable. Ses camarades d'atelier l'ont surnommé « la femmelette » : souvent chez lui les pleurs succèdent au rire sans rime ni raison.

Enfant, il a uriné au lit jusqu'à l'âge de 8 ans. Pendant son service militaire il fait une fièvre typhoïde qui le retient deux mois alité; dans le cours de cette maladie il aurait eu un délire très violent.

Il prend au régiment l'habitude de boire l'absinthe. Libéré du service militaire, il se livre à des excès de boisson, et aujourd'hui il ingère journellement trois ou quatre verres d'absinthe, un demi-litre de vin blanc et deux ou trois litres de vin rouge. Depuis quelques années, il est sujet aux cauchemars; il rêve de précipices ou d'accidents terrifiants; il reconnait en outre que le matin il est moins habile au travail, que ses mains tremblent. Ajoutons à cela, qu'il a fréquemment, dans les mollets, des crampes qui l'incommodent surtout la nuit.

Le 10 décembre, après avoir fêté le lundi, il rentre chez lui dans un état d'ébriété qui lui attire de la part de sa famille des reproches légitimes. Il s'emporte, mais bientôt il tombe et reste environ vingt minutes sans reprendre connaissance. Pendant cette attaque, qui se termine par une abondante crise de larmes, il s'est débattu lui a-t-on dit, de la même façon que sa sœur lorsqu'elle tombe dans « ses crises de nerfs ».

Revenu à lui le malade constate que son bras droit est presque impotent, que sa jambe fléchit sous lui. Ces troubles moteurs ne s'accompagnent d'aucune déviation de la face. Les jours suivants, il s'aperçoit qu'il entend moins bien et que les aliments ont moins de goût, sans y attacher plus d'importance. Un fait qui le frappe davantage c'est qu'en frictionnant le bras droit il ne sent plus le contact de la main gauche.

Il vient le 18 décembre à la consultation de l'Hôtel-Dieu.

N... est pâle et ne présente pas le facies habituel des éthyliques de profession. A peine observe-t-on chez lui un léger tremblement des lèvres lorsqu'il parle ; le tremblement des mains est au contraire très évident.

Du côté de l'appareil digestif il n'y a guerre à noter qu'un peu d'anorexie et des pituites revenant chaque matin. Les appareils, pulmonaire et circulatoire, n'offrent aucune particularité digne d'être relatée.

L'instinct génésique est émoussé. Le malade n'est pas syphilitique ; il a contracté une blennorrhagie à l'âge de 20 ans.

Ni sucre, ni albumine dans l'urine.

Système nerveux. Motilité. — Au membre supérieur droit, existe une diminution notable de la force musculaire, la main serre difficilement. Dynamomètre : M. D. 20 ; M. G. 50. Au membre inférieur homonyme se retrouvent les mêmes modifications, moins intenses cependant ; la marche est possible, mais le malade traîne la jambe et fait des faux pas.

Sensibilité générale. — Les différents modes de cette sensibilité sont abolis, ou tout au moins diminués, du côté droit ; la face elle-même, les muqueuses, linguale et buccale, participent à cette hémianesthésie. Les sensations de contact, de piqûre superficielle ou profonde, de température ne sont plus perçues. Le sens musculaire, bien qu'affaibli, permet au malade de reconnaître la position occupée par ses membres.

Le réflexe rotulien est amoindri des deux côtés. Les réflexes pharyngien et plantaire, sont éteints du côté anesthésié.

Absence de troubles trophiques.

Sensibilité générale. Odorat. — Anosmie incomplète, les odeurs fortes ne sont reconnues que difficilement et avec retard par la narine gauche.

Goût. — La moitié droite de la langue a perdu sa sensibilité générale et sa sensibilité spéciale. L'ageustie est complète.

Ouïe. — Le tic-tac de la montre est entendu à la distance de 50 centimètres à gauche, tandis qu'il faut appliquer la montre contre l'oreille droite pour que le malade en perçoive le bruit.

Vue. — L'œil gauche lit facilement à une distance de 30 centim. des caractères que l'œil droit ne distingue plus à une distance supérieure à 5 centim. L'étendue du champ visuel est notablement rétrécie à droite, un peu moins à gauche. Les couleurs sont assez facilement reconnues par l'œil gauche ; par contre le malade ne distingue avec l'œil droit que le rouge vif ; les autres couleurs sont qualifiées « blanc ou noir », suivant que le ton en est plus ou moins foncé.

Il existe un point hystérogène pseudo-ovarien; la pression dans la région du flanc droit provoque une sensation d'étouffement et une crise de larmes ; rien de semblable à gauche.

Traitement. — Deux aimants sont appliqués sur le côté droit; l'un au bras, l'autre à la jambe ; le malade est tellement impressionnable que cette simple application éveille son inquiétude. Une heure après on constate que le côté gauche est devenu insensible à la pression et aux corps froids, tandis que le côté droit a retrouvé en partie sa sensibilité ; l'aimant est alors réappliqué sur le côté gauche. Le lendemain le phénomène du transfert n'existe plus ; par contre l'hémianesthésie droite est beaucoup moins accentuée ; le malade accuse la sensation de contact lorsqu'on presse fortement les masses musculaires de la cuisse ou du bras ; l'analgésie et la thermo-anesthésie sont atténuées. Pas de changement appréciable du côté des sens spéciaux.

Les aimants sont placés de nouveau sur le côté droit et de nouveau le transfert se produit, mais plus difficilement que la veille.

Les jours suivants le malade est soumis alternativement à l'électrisation des muscles paralysés et à l'aimantation du côté anesthésié sans que le transfert se reproduise.

Il serait trop long de rapporter jour par jour les modifications que l'hémianesthésie et l'hémiplégie ont successivement présentées.

Le 15 janvier, le malade sort, ayant recouvré l'intégrité de la sensibilité générale et la presque totalité de la force musculaire. Au dynamomètre, la main gauche donne 55 et la main droite 50 environ, au lieu de 20 au début. Les troubles de la sensibilité spéciale sont également disparus en grande partie. Le goût, l'odorat, l'ouïe, se sont fortement amendés ; le malade reconnait les saveurs et les odeurs, aussi bien à droite qu'à gauche, l'oreille droite entend mieux. La dyschromatopsie persiste telle qu'elle était au début, néanmoins le malade lit plus facilement.

N... est revenu quinze jours après sa sortie de l'hôpital. La guérison au point de vue de la sensibilité et de la motilité se maintient et elle est complète ; seule la dyschromatopsie ne s'est pas modifiée.

Les stigmates de l'hystérie : rétrécissement du champ visuel, point pseudo-ovarien n'ont pas disparu.

Les symptômes de l'alcoolisme chronique se sont également améliorés, le malade n'ayant pas jusqu'ici repris ses anciennes habitudes.

Observation III (personnelle)

Aura hystérique (sensation de boule à la gorge). — *Troubles de la motilité, de la sensibilité, généralisés à tout le corps, mais beaucoup plus accusés du côté droit. — Début insidieux. — Amélioration sensible. — Alcoolisme.*

L..., Frédéric, 27 ans, rôtisseur, entre le 28 février 1889, salle St-Christophe, lit n° 30.

Sauf des attaques de nerfs chez une de ses sœurs, on ne relève dans la famille du malade aucune manifestation neuropathique. Son père est mort tuberculeux ; sa mère est vivante, et jouit d'une bonne santé ; deux frères et deux sœurs se portent également bien et ne présentent aucun trouble nerveux.

Strumeux dans l'enfance, il est sujet, la nuit principalement, à l'incontinence d'urine dont il n'est débarrassé qu'à l'âge de 9 ans. Il se souvient que vers 12 ans il éprouvait parfois la sensation d'une boule lui montant à la gorge avec constriction en ce point et, d'après son dire, à la même époque des sensations identiques étaient accusées par sa sœur.

A l'âge de 21 ans, il est pris par le service militaire et envoyé en Algérie, puis à l'île de Ré. En Algérie il fait une pleurésie gauche, survenue après une nuit passée dans un lieu humide ; la même année il fut atteint de dysenterie. A l'île de Ré il eut une bronchite, qui dura trois semaines environ. A aucun moment il n'a présenté d'accès de fièvre intermittente.

C'est en Algérie que L... commence à boire de l'absinthe avec excès, en moyenne huit verres par jour. A l'île de Ré il ne prend que deux absinthes, mais, par compensation, il boit deux litres de vin blanc du pays. Après le service militaire il continue ses excès alcooliques ; selon ses aveux il boit ordinairement trois absinthes, deux à trois litres de vin et de nombreux verres d'eau-de-vie.

Depuis un an le malade avait remarqué qu'il ne sentait pas quand il se coupait ; dans une agression nocturne il reçut un coup de couteau au poignet, et non seulement il n'a éprouvé aucune douleur, mais il ne s'est aperçu de la blessure qu'en voyant le sang couler de la plaie. Dernièrement il se brûle la main avec de l'eau chaude et ce n'est que quelques heures plus tard qu'il ressent la douleur de la brûlure. Il reconnait qu'il est plus impressionnable et plus irritable, depuis qu'il fait des excès de boisson ; jamais il n'a eu d'attaque de nerfs, ni d'accès de délirium tremens, parfois cependant revient la sensation de boule avec constriction à la gorge. De temps en temps il ressent des fourmillements dans la plante des pieds et des crampes dans les mollets. Pas de syphilis antérieure.

Un point de côté, siégeant à droite et s'accompagnant de toux et de fièvre, l'amène à l'hôpital. L'auscultation du poumon révèle une inspiration rude, une expiration affaiblie et quelques craquements secs, le tout limité au sommet droit; dans le point correspondant la percussion donne de la submatité et une diminution d'élasticité sous le doigt. Pas d'hémoptysie, mais sueurs nocturnes abondantes.

Le malade a des pituites chaque matin au réveil, il digère difficilement et souvent même il vomit les aliments. Il tremble des mains, surtout après une contrariété; la nuit il est souvent réveillé par des cauchemars, rêves pénibles ou érotiques.

Les troubles de la motilité et de la sensibilité générale se sont installés progressivement et pour ainsi dire à l'insu du malade.

Sensibilité générale et spéciale. — On constate la perte de la sensibilité au contact et à la piqûre superficielle ou profonde, anesthésie généralisée à tout le corps, mais plus *marquée du côté droit;* le sens musculaire n'est pas aboli et la sensibilité à la température persiste également. Ces troubles existent aussi bien à la face qu'au tronc et aux membres, toutefois sur la joue gauche la sensibilité est conservée dans une zone très restreinte, s'étendant de l'oreille à l'aile du nez. Les réflexes plantaires et patellaires sont éteints des deux côtés.

La sensibilité tactile de la muqueuse buccale est abolie, sauf au niveau de la voûte palatine ; le réflexe pharyngien n'existe plus. Le goût est émoussé, les aliments ont une saveur moins distincte qu'autrefois. L'ouïe et l'odorat sont également affaiblis. Le champ visuel est rétréci des deux côtés ; la notion des couleurs est moins nette qu'à l'état normal. L'existence du scotome central, caractéristique de la névrite alcoolique, fait défaut. Cette parésie des sens est plus accusée à droite.

Appareil génito-urinaire. — Les organes génitaux externes sont insensibles à la piqûre superficielle ; il n'y a ni incontinence d'urine ni rétention. Pendant le mois qui précéda son entrée à l'hôpital, le malade fut sujet à des pollutions nocturnes, coïncidant avec une impuissance marquée. Hyperesthésie testiculaire ; la moindre pression en ce point provoque un spasme au niveau de la gorge.

Motilité. — La force musculaire est diminuée au point que le moindre travail manuel et une marche un peu longue lui sont interdits. Au dynamomètre la main gauche donne 25°, et la main droite 15°. Sous l'influence de l'électricité les muscles réagissent moins bien que chez un individu sain ; le passage du courant est perçu faiblement et tardivement.

Traitement. — 1° Au point de vue de la tuberculose : capsules d'huile de foie de morue créosotée et viande crue ; 2° au point de vue des troubles neuropathiques et alcooliques : électrisation, bromure et potion au chloral pour la nuit. Sous l'influence de ce traitement l'état général s'améliore, les troubles de la motilité et de la sensibilité vont diminuant.

Le 15 mars. Le dynamomètre donne 30 pour la main gauche et 22 pour la main droite. Les courants électriques sont mieux perçus aux membres supérieurs et font contracter plus facilement les muscles.

Le 10 avril. L'amélioration de la force musculaire est encore plus évidente ; au dynamomètre les deux mains donnent isolément 35. Le réflexe rotulien réapparait. Les troubles de la sensibilité se sont moins amendés. L'analgésie persiste ; le sens du toucher est toujours émoussé: les objets sont bien sentis, cependant ni leur forme, ni leur consistance ne peut être déterminée.

L'ouïe est meilleure ; le goût est légèrement revenu, toutefois la température des aliments n'est pas appréciée.

La céphalalgie est moins intense, moins continue. Le rétrécissement du champ visuel et le point hystérogène du testicule persistent.

Le malade quitte l'hôpital le 16 ; il n'est pas revenu, bien qu'il dût se présenter de temps en temps pour se faire électriser.

Observation IV (personnelle).

Alcoolisme. — Manifestations hystériques (attaques convulsives, aura, points hystérogènes. — Hémiplégie sensitive et motrice au réveil (côté droit). — Amélioration par les courants.

Voi..., 32 ans, maréchal-ferrant : salle St-Christophe, lit nº 28. Entré le 20 juillet 1888.

Antécédents héréditaires. — Son père et sa mère ne paraissent pas jusqu'ici avoir présenté d'accident nerveux ; deux frères et une sœur sont également indemnes de toute affection hystérique. Sa sœur cadette serait épileptique. Deux oncles du côté maternel sont morts de folie furieuse.

Les antécédents personnels ne sont pas moins intéressants. Incontinence nocturne d'urine jusqu'à 7 ans. Dans l'enfance, il se mettait dans des colères terribles à la moindre contrariété. A l'âge de 14 ans il éprouve une grande frayeur : descendant dans une cave il croit voir un fantôme se dresser devant lui et aussitôt il tombe sans connaissance. A la suite de cet accident il garde le lit pendant un mois, ayant des hallucinations de la vue, lui rappelant le fantôme en question. Il se rétablit peu à peu et cesse d'avoir ses hallucinations, néanmoins il reste émotif et facilement irritable. A 22 ans il fait une pneumonie dans le cours de laquelle il eut un délire violent. La dernière année passée au régiment, il se met à boire l'absinthe modérément d'abord, puis avec excès. En 1882, un an après sa sortie du service militaire, il est sujet à des absences. Au milieu d'une conversation ou pendant son travail, il est subitement couvert d'une sueur froide, roule les yeux et s'arrête, oubliant ce qu'il vient de dire ou ce qu'il vient de faire. Tous les deux ou trois jours, même plusieurs fois dans une journée, il est incommodé par ces absences dont la durée varie entre cinq et dix minutes.

Depuis deux ans les nuits sont mauvaises, le sommeil est troublé par des cauchemars, où figurent des chevaux furieux ou même des animaux fantastiques. Vers la même époque apparait l'aura hystérique, caractérisée par la sensation d'une boule, qui partie de l'aine gauche lui remonte à la gorge et l'étouffe. C'est alors que surviennent les attaques, précédées ou non de l'aura ; leur nature hystérique est des plus évidentes, d'après le récit qu'en fait le malade : il les sent venir et a le temps de s'asseoir ou de se coucher, puis les yeux se voilent et il perd connaissance ; il exécute alors, lui a-t-on dit, de grands mouvements, qui nécessitent une surveillance pour lui éviter les contusions ; il se débat pendant une heure ou même plus longtemps, puis peu à peu il reprend connaissance, mais il garde pendant quelques heures une grande lassitude et une paresse de la mémoire. Ces attaques se reproduisent environ tous les mois et sont souvent provoquées par une cause insignifiante.

Vers le 15 juin de cette année, Voi.., qui n'avait rien présenté de particulier les jours précédents, se réveille un matin entièrement paralysé de tout le côté droit, sans déviation de la face et sans trouble de la parole. Il entre dans un hôpital de province où il est traité par les courants électriques. Il présentait alors dans tout le côté droit une anesthésie, qui lui fut révélée par le médecin ; il avait en outre des troubles de la sensibilité spéciale qui furent découvert par la même investigation. Après un séjour d'un mois, il sort amélioré et revient à Paris. Il essaie de reprendre son travail, mais bientôt il doit y renoncer.

A son entrée à l'Hôtel-Dieu, il existe une diminution de la force musculaire dans les membres supérieur et inférieur du côté droit. L'épreuve au dynamomètre donne 40 pour la main droite et 55 pour la main gauche. La jambe droite se fatigue plus vite que la jambe gauche lorsque l'on commande au malade de se tenir sur un pied.

Les troubles de la sensibilité sont limités aux côté droit du corps (membres, tronc, face) ; les sensations de contact, de douleur, de température sont presque entièrement abolies, le sens musculaire est intact.

Les membres supérieur et inférieur du côté anesthésié sont le siège de douleurs fulgurantes, revenant plusieurs fois dans la journée.

Le réflexe rotulien et le réflexe pharyngien n'existent plus.

La sensibilité tactile et la sensibilité spéciale de la langue sont éteintes, sauf pour la moitié gauche de cet organe où elles sont obtuses. L'oreille droite n'entend qu'à une distance très rapprochée. Diminution du sens de l'olfaction d'un seul côté. L'œil droit lit difficilement, même à une distance rapprochée et présente un rétrécissement concentrique du champ visuel, rétrécissement qui existe également à gauche ; les couleurs sont perçues difficilement du côté droit.

La pression du testicule gauche provoque immédiatement chez le malade l'aura hystérique.

L'alcoolisme se traduit chez lui par du tremblement des mains, un certain degré d'hésitation de la parole, des pituites au réveil et de l'hyperesthésie du membre inférieur gauche.

Traitement. — Bromure et électrisation. Le malade reste dix jours à l'hôpital, il en sort amélioré, non entièrement guéri. La force musculaire est sensiblement égale des deux côtés. L'hémianesthésie est moins accusée : la sensibilité à la température est revenue en partie ; une épingle enfoncée dans la cuisse est perçue comme contact et non comme douleur. Les troubles de la sensibilité spéciale s'atténuent progressivement.

Observation V (personnelle)

Attaque apoplectiforme. — Hémiplégie motrice et sensitivo-sensorielle. — Amélioration, puis aggravation à la suite d'une seconde attaque. — Nouvelle amélioration. — Absinthisme.

D..., Edouard, 39 ans, musicien. Entré le 28 mars 1888, salle St-Christophe, n° 26. Le malade appartient à une famille névropathique. Son père paraît, il est vrai, jouir d'une bonne santé, mais sa mère, morte depuis plusieurs années, s'adonnait à la boisson et avait de fréquentes crises de nerfs. Deux sœurs très nerveuses sont sujettes à des attaques avec mouvements convulsifs. Une tante maternelle est morte folle.

Lui-même a toujours été très impressionnable, toutefois jusqu'à ces dernières années, il n'a présenté aucune manifestation nerveuse, ni aucune maladie digne d'être relatée.

D'abord horloger, puis musicien, il s'engage dans une troupe d'opéra-comique et part en Amérique. Il séjourne 10 ans à Boston, où il se livre à des excès de toutes sortes et surtout à des excès de boisson.

Au commencement de l'année 1886, il revient en France. Au reçu d'un télégramme lui annonçant une mauvaise nouvelle, il est pris d'une attaque apoplectiforme ; revenu à lui, il constate que sa bouche est déviée du côté gauche et qu'il ne peut parler qu'avec difficulté. Ces troubles disparaissent en quelques jours, bien que le malade ne fût soumis à aucun traitement.

Deux ans se passent sans nouvel accident.

Le 27 mars de cette année, le malade au sortir d'une discussion un peu vive avec son notaire s'affaisse dans la rue sans perdre connaissance. Pris pour un homme ivre, il est amené à l'hôpital.

L'examen du malade fait le lendemain de son entrée donne les résultats suivants.

Du côté de la sensibilité : anesthésie, analgésie et thermoanesthésie de tout le côté gauche (membres, tronc, face). Les muqueuses buccale, pharyngienne et conjonctivale sont atteintes au même degré. Le sens musculaire, sans être entièrement aboli, est néanmoins altéré : les mouvements de la main vers un but déterminé se font avec une grande hésitation.

Tout le côté droit est le siège d'une hyperesthésie très accusée.

Les organes des sens sont altérés du même côté que la sensibilité générale.

Ouïe : à droite l'oreille entend le bruit d'une montre à la distance de 85 cent. ; à gauche cette distance est réduite à 10 cent.

Vue : l'œil gauche distingue avec difficulté les différentes couleurs ; les deux yeux présentent un rétrécissement concentrique du champ visuel.

Le goût et l'odorat sont atteints du même côté dans leur sensibilité spéciale.

Motilité. — La force musculaire est diminuée à gauche, aussi bien pour les mouvements d'extension que pour les mouvements de flexion.

La pression dynamométrique est de 35 pour la main droite et de 20 seulement pour la main gauche.

Le réflexe patellaire est conservé des deux côtés. Le réflexe plantaire est aboli à gauche ; il est intact à droite.

Pendant l'examen le malade présente les signes d'une agitation extrême.

Il accuse en outre des cauchemars, se rapportant à sa profession de musicien, et des vomissements glaireux qui reviennent fréquemment le matin. Les mains et surtout les lèvres sont animées d'un tremblement manifeste. Le malade est d'ailleurs un buveur d'absinthe (6 à 8 verres en moyenne par jour).

Traitement : 1° Potion avec 3 gr. de chloral ; 2° électrisation des membres parésiés.

Le 10 avril le malade sort avec une amélioration notable, tant au point de vue sensitif qu'au point de vue moteur. La surexcitation, constatée lors de son entrée à fait place à un état beaucoup plus calme.

Deux mois après sa sortie, B... entre de nouveau dans le service. La veille il avait éprouvé une grande contrariété. A la suite de cet incident il veut sortir mais il est bientôt obligé de s'arrêter et forcé de s'asseoir car il sent venir une crise. Claquement involontaire des dents, bouffée de chaleur au visage, puis constriction précordiale et sensation d'angoisse extrême. Le malade tombe alors sans pousser un cri, sans se mordre la langue et sans se débattre. Il perd connaissance pendant quelques secondes seulement, revenu à lui, il ressent une grande lassitude qui a disparu le lendemain. Une violente douleur de tête, à la fois gravative et lancinante, avait précédé de plusieurs jours cette attaque apoplectiforme. A la suite de celle-ci, le malade a présenté un tremblement généralisé à tout le corps ; il a vu en outre ses troubles moteurs et sensitivo-sensoriels, presque entièrement dissipés, subir une aggravation importante.

Le côté gauche est insensible à la douleur et à la chaleur ; par contre le côté droit présente une hyperesthésie, réveillée par un simple contact ou l'application d'un corps froid.

Le sens musculaire et la sensibilité tactile sont respectées.

Les sens spéciaux, ouïe, goût, odorat sont affaiblis à gauche.

Le rétrécissement bilatéral du champ visuel persiste.

La motilité est beaucoup plus faible à gauche qu'à droite.

Le malade est de nouveau soumis à l'électrisation. Il sort au bout de 15 jours presque entièrement guéri de ses troubles moteurs et sensitifs.

Observation VI (résumée)

Dagonnet, *An. méd. psych.*, 1873, p. 211.

Hémianesthésie et *hémiplégie*. — *Mutisme*.

Étudiant les troubles de la sensibilité générale chez les alcooliques, Dagonnet rapporte le cas très intéressant d'un malade, alors soumis à son observation. Cet homme fut pris d'attaques épileptiformes à la suite d'accès d'alcoolisme aigu, d'une courte durée en général. « Puis, et ici nous citons les propres paroles de l'auteur, des accidents nerveux se sont montrés qui pouvaient faire croire à une lésion cérébrale plus ou moins grave, mais ils avaient ceci de particulier qu'ils *disparaissaient presque tout à coup* pour se *porter avec un caractère différent sur d'autres parties du corps*. C'est ainsi qu'on observa un jour chez lui, après plusieurs attaques épileptiformes, une aphasie complète ; le *malade comprend les questions qu'on lui adresse, mais il lui est impossible d'articuler la moindre parole*. En même temps on remarque une *hémiplégie* avec *insensibilité du bras* et de a *main du côté droit*. Au bout de quelques jours ces symptômes cessent à leur tour, la parole redevient libre, le mouvement et la sensibilité reprennent leur état normal. »

On constate en outre divers troubles de la vue, diplopie, photopsie, brouillard ; il existe à la région précordiale une zone d'hyperesthésie qui paraît être un point hystérogène.

Ces troubles de la motilité et de la sensibilité avec leur caractère d'instabilité, ces attaques épileptiformes, cette hyperesthésie précordiale ne sont-ils pas de nature hystérique ? Et cette aphasie motrice consistant dans l'impossibilité d'articuler un mot, n'est-ce pas le mutisme hystérique, décrit par M. Charcot ?

OBSERVATION VII (RÉSUMÉE)

DAGONNET. *An. méd. psych.*, 1873, p. 212.

Hémianesthésie sensitivo-sensorielle. — Hémiparésie avec tremblements choréiformes. — Disparition subite de ces accidents.

M..., sous l'influence d'un accès d'alcoolisme aigu violent, va lui-même se livrer à la police pour se soustraire aux supplices dont il se croit menacé. A son entrée, on observe une hémianesthésie de tout le côté droit avec paralysie légère et tremblement choréiforme du même côté ; il existe en outre une diminution de la sensibilité spéciale ; l'ouïe, la vue, le goût, l'odorat présentent, à droite seulement, un affaiblissement considérable. L'examen ophtalmoscopique ne fait découvrir aucun trouble appréciable.

Ces accidents, qui paraissent entretenus par l'inquiétude dans laquelle se trouvait le malade, cessent aussitôt que celui-ci eut reçu une lettre satisfaisante : « preuve, dit l'auteur, du trouble simplement dynamique que l'alcoolisme, dans certains cas, vient déterminer sur le système nerveux ».

OBSERVATION VIII (RÉSUMÉE)

MAGNAN. *De l'alcoolisme*, 1874, obs. XIX.

Vin blanc le matin ; excès d'eau-de-vie et d'absinthe. — Premier accès de délire remontant à deux ans. — Attaque épileptiforme. — Deuxième accès : Dyschromatopsie. — Anesthésie plus marquée à droite. — Hémiparésie.

C..., 43 ans, teinturier. Mère tuberculeuse. Père alcoolique, ayant des idées de suicide.

Habitudes alcooliques anciennes, mais depuis 4 ans excès plus nombreux (eau-de-vie, vin blanc, absinthe). Le malade accuse des cauchemars et des pituites.

Il y a 2 ans première attaque de délire alcoolique ; il y a 8 jours attaque épileptiforme.

Deuxième accès de délirium tremens, à la suite duquel on constate de la dyschromatopsie, de l'amblyopie et un léger degré d'anosmie ; diminution de la sensibilité générale surtout marquée à droite ; affaiblissement de la force musculaire du même côté.

Quinze jours après son entrée amélioration sensible.

Les stigmates de l'hystérie ne sont pas signalés dans cette observation ; néanmoins la brusque apparition des symptômes à la suite d'une attaque épileptiforme, l'amélioration rapide, ne laissent pas de doute sur la nature purement dynamique de l'hémiparésie et de l'hémianesthésie sensitivo-sensorielle.

Observation IX (résumée)

Magnan. *De l'alcoolisme*, 1874, obs. XXIII.

Oncle aliéné. — Accidents convulsifs dans l'enfance. — Depuis 25 ans, abus de vin, d'eau-de-vie et d'absinthe. — Depuis 20 ans, plusieurs accès de délire alcoolique avec attaques d'épilepsie et vertiges. — Idées hypochondriaques. — Troubles moteurs et sensitifs, plus marqués à gauche ; hémianesthésie générale et spéciale. — Syphilis.

G..., Louis, 43 ans, menuisier.

Oncle aliéné. Père et mère non nerveux.

Garçon assez intelligent dans l'enfance. De 12 à 16 ans : maux de tête, étourdissements, vertiges et même perte de connaissance. A 17 ans, début des habitudes alcooliques. A 22 ans le malade part en Algérie, où il s'adonne au vin, à l'eau-de-vie et à l'absinthe. Bientôt surviennent des cauchemars, des vertiges et même des pertes de connaissance, accompagnées d'attaques avec mouvements convulsifs; celles-ci se terminent par une émission involontaire d'urine En 1854 à l'âge de 25 ans, il contracte la syphilis (chancre, roséole, céphalée). De 1858 à 1868 plusieurs séjours à l'hôpital pour des accidents alcooliques. Pendant la guerre le malade s'amende un peu, mais aussitôt libéré il reprend ses anciennes habitudes. En 1872, il en était arrivé à boire de 15 à 20 verres d'absinthe dans une journée.

Dans le mois de février de la même année, il entre de nouveau à Sainte-Anne, présentant du tremblement des mains, un affaiblissement des facultés et accusant des bourdonnements d'oreille; il est en outre sujet à des hallucinations et à des crampes très douloureuses. On constate alors que la sensibilité, émoussée sur tout le corps, *est beaucoup plus obtuse sur le côté gauche*. Ces accidents se calment suffisamment pour que le malade reprenne son travail, mais il reprend en même temps ses excès de boisson. Bientôt après, il rentre à Ste-Anne présentant, du côté gauche, une hémiplégie très accusée et une hémianesthésie de la sensibilité générale et de la sensibilité spéciale, (goût, odorat, ouïe). Du même côté on constate de l'amblyopie et de la dyschromatopsie. L'hémiplégie et l'hémianesthésie s'améliorent progressivement mais les engourdissements et les crampes persistent.

Le 4 novembre 1873, le malade s'évade de l'asile et se livre à des libations si copieuses qu'on le ramène ivre-mort. A la suite de cet incident l'hémiplégie et l'hémianesthésie se sont aggravées.

C'est un malade prédisposé, un véritable dipsomane. Il était hystérique dès l'adolescence, mais les excès de boissons ont été trop immédiatement suivis d'attaques convulsives, pour qu'on ne leur attribue pas un rôle primordial dans le développement des phénomènes nerveux. Quant à la syphilis, qu'il contracte à l'âge de 25 ans, elle ne paraît pas avoir été d'une grande influence sur les accidents que le malade a présentés ultérieurement.

Observation X (résumée)

Magnan. *De l'alcoolisme*, 1874, obs. XXIX.

Excès de boissons : absinthe. — Céphalalgie, vertiges, attaques épileptiques : tremblement, hallucinations, attaque apoplectique. — Hémiplégie droite avec aphasie; hémianesthésie droite avec diminution, puis abolition du goût et de l'odorat; dysécie suivie de surdité complète : amblyopie et dyschromatopsie aboutissant à la perte de la vision du côté droit.

L. Pierre, 59 ans, ancien militaire, adonné depuis nombre d'années aux boissons alcooliques, le vin d'abord, l'absinthe ensuite. Peu après ces derniers accès, à l'insomnie habituelle avec rêves et cauchemars, aux pituites du matin s'ajoutent de violents maux de tête, des vertiges et des attaques convulsives, accompagnées de perte de connaissance et d'évacuation involontaire d'urine. « Cet état se continue « pendant plusieurs années s'améliorant ou s'aggravant, selon que « L.., peut plus ou moins facilement se livrer à ses habitudes d'ivro- « gnerie. »

En 1869, attaque apoplectiforme. Revenu à lui, le malade est atteint d'une paralysie du côté droit avec aphasie. En juin 1872 il entre à l'asile Ste-Anne. Pituites; cauchemars; tremblement des mains, plus marqué à droite. Paralysie légère de tout le côté droit. Hémianesthésie occupant les membres droits et la moitié correspondante du tronc et de la face. Odorat, goût, ouïe, affaiblis à droite; diminution de l'acuité visuelle et dyschromatopsie. Peu à peu les accidents s'aggravent. A la parésie succède la paralysie; l'hémianesthésie est complète : l'œil droit est frappé d'amaurose et l'examen ophtalmoscopique n'y décèle aucune altération. Le traitement a consisté en iodure et bains sulfureux.

Cette observation montre la marche progressive des troubles de la sensibilité et de la motilité. Magnan reconnaît à ces accidents une lésion cérébrale bien qu'au bout d'un an il n'y ait ni contracture ni troubles trophiques signalés.

Observation XI (résumé)

Magnan. *Loc. cit.*, obs. XXX.

Absinthisme. — Traumatismes dont le dernier remonte à 5 années. — Depuis 2 ans dysécie et parésie à droite. — Accès de délire. — Parésie droite. — Hémianesthésie sensitivo-sensorielle. — Amélioration notable.

M... François, 37 ans, camionneur. Fracture de l'avant-bras dans l'enfance. A 19 ans il contracte l'habitude de boire. Campagnes d'Italie et de Crimée, où il est blessé à la cuisse. Excès d'absinthe et accidents convulsifs vers l'âge de 24 ans. Il y a 5 ans, M... fut tamponné entre deux wagons, au niveau de la région lombaire. A la suite de cet accident, il resta dix mois avant de pouvoir reprendre son travail (paraplégie). Depuis deux ans diminution de l'ouïe. L'année dernière, hémichorée droite, plus accusée les jours d'excès alcooliques. En mars dernier délire alcoolique qui l'amène à Sainte-Anne.

Le malade se plaint de céphalalgie frontale, d'étourdissements, de crampes dans les membres. On constate une hémichorée et une hémiparésie siégeant à droite ; diminution de la sensibilité générale du même côté. Les muqueuses offrent également, à un degré avancé, une anesthésie répondant à la moitié droite du corps. Les sens spéciaux sont très affaiblis d'un côté seulement. Amblyopie droite, rien à l'ophtalmoscope. Disparition des réflexes, pharyngien et conjonctival. Traitement par le bromure et l'iodure. En l'espace d'un mois amélioration très notable.

Observation XII (résumée)

Magnan. *Loc. cit.*, obs. XXXII.

Alcoolisme chronique avec accès subaigus. — Délire. — Hémiplégie et hémianesthésie sensitivo-sensorielle (côté gauche). — Aggravation.

D..., femme de S.., 49 ans, couturière.

Excès alcooliques (cassis). Deux accès de délire, pendant lesquels elle insulte les passants et les sergents de ville. Hallucinations de la vue et de l'ouïe. Tremblement des mains. Céphalalgie frontale, vertiges, bourdonnements d'oreille.

Après le second accès, on constate une hémiplégie gauche incomplète avec prédominance du tremblement de ce côté. Hémianesthésie sensitivo-sensorielle du côté gauche. Pendant les six mois que la malade reste en observation, on constate une aggravation parallèle de l'hémiplégie et de l'hémianesthésie.

Les stigmates de la grande névrose ne sont pas signalés dans l'observation; mais l'hémiplégie légère accompagnant une hémianesthésie sensitivo-sensorielle complète, l'absence de contracture et de troubles trophiques sont des faits qui ne plaident nullement en faveur d'accidents d'origine organique.

Observation XIII (résumée)

Magnan. *Loc. cit.*, obs. XXXI.

Alcoolisme chronique avec accidents subaigus. — Hémiplégie gauche avec hémianesthésie de la sensibilité générale et spéciale. — Amélioration.

S..., Louis, 46 ans, fruitier. En 1868, délire suivi d'une hémiplégie incomplète du côté gauche, avec *abaissement de la commissure labiale;* ni la sensibilité générale, ni les sens n'ont été explorés à cette époque. De 1868 à 1873, il entre 4 fois à l'asile pour délire alcoolique. A cette dernière date il est sujet à des hallucinations multiples de la vue, de l'ouïe et de l'odorat. Il présente en outre une hémiplégie et une abolition presque complète de la sensibilité générale et de la sensibilité spéciale.

Ces accidents avaient disparu au bout de deux mois.

Il est permis de se demander si l'abaissement de la commissure labiale qui accompagne l'hémiplégie n'était pas dû à un spasme labié unilatéral.

Observation XIV

Petit, Th., Paris, 1875, obs. 60.

Anesthésie et tremblement chez un absinthique.

Chalier, 31 ans, bègue à son entrée. On constate l'intégrité complète des facultés intellectuelles, mais la parole est bégayée et tremblée au plus haut point; les membres sont animés d'un *tremblement* analogue; grande faiblesse des jambes *surtout à gauche*; la commissure buccale est légèrement déviée à droite et la narine de ce côté se ferme dans l'inspiration, les mouvements de la langue sont incomplets. L'anesthésie de la peau et des muqueuses est complète à gauche, l'odorat complètement aboli de ce côté seulement, l'ouïe et la vue obtuses. Les symptômes s'amendèrent progressivement (bromure) et disparurent vingt-cinq jours après. Ils s'étaient déclarés subitement après une nuit très agitée, avec fièvre, frissons et sueurs profuses.

Antécédents : fièvre typhoïde il y a sept ans; excès d'absinthe; quelques attaques de haut mal dit le malade n'ayant pas reparu depuis quatre ou cinq ans. L'an dernier éruption cutanée mal définie, du côté gauche seulement (zona ?).

Cette observation, que nous avons rapportée *in extenso*, présente un certain intérêt par la variété des accidents d'ordre nerveux qui y sont relatés : hémianesthésie sensitivo-sensorielle et hémiparésie du côté gauche, tremblement choréiforme généralisé, bégaiement, déviation de la face (probablement spasme glosso-labié). Nous devons faire observer en outre que Petit est le premier auteur qui range l'alcoolisme dans les causes étiologiques de l'hystérie.

Observation XV

Debove. In *Bull. Soc. méd. des hôp.* Paris, 1879, p. 49.

Il s'agit d'un malade atteint d'*hémianesthésie alcoolique* et *guéri par l'électricité.*

« Cet homme, âgé de 50 ans, était un sujet vigoureux, alcoolique qui ingérait quotidiennement des quantités considérables d'eau-de-vie, et avait même fini par trouver que le vin n'avait plus aucune saveur. Il entra à l'Hôtel-Dieu pour une pneumonie, eut un violent accès de delirium tremens et se rétablit. Pendant sa convalescence nous avons constaté qu'il était atteint d'hémianesthésie du côté gauche, portant sur tous les modes de la sensibilité cutanée et sur les sens spéciaux. Notre examen lui révèle l'existence de ce symptôme ; il ne peut par conséquent nous dire à quelle époque en remontait le début. On verra tout à l'heure qu'on peut le faire remonter à une période de 5 années.

Nous avons essayé de faire revenir la sensibilité par divers procédés. Dans une première séance nous avons appliqué sur l'avant-bras diverses pièces métalliques ; celles-ci ont momentanément ramené la sensibilité dans une zone très limitée. Le lendemain nous eûmes recours à des courants continus très faibles et sous leur influence l'anesthésie disparut (suit le procédé employé). La guérison persista comme put le constater M. P. Reynaud 3 années plus tard. Avec le retour de la sensibilité coïncida l'apparition d'une sciatique qui avait disparu depuis 5 ans ». M. Debove en conclut que l'hémianesthésie remontait à cette époque.

Observation XVI (résumée)

Sevestre. *Bul. Soc. méd. des hôp.*, 24 novembre, 1882.

Il est question d'un infirmier du service de M. Sevestre. Cet homme dont les antécédents héréditaires ne sont pas notés, présente, au moment de l'observation une hémianesthésie complète de tout le côté droit avec une abolition plus ou moins complète des sens spéciaux du même côté; il ne paraît pas y avoir d'achromatopsie (le rétrécissement du champ visuel n'a pas été cherché). Cette hémianesthésie, qui existe depuis 2 ans, aurait débuté d'une façon presque subite, ayant été précédée pendant quelques heures de tiraillements dans les bras. Trois mois après le début de cette hémianesthésie le malade, un matin en s'éveillant, tombe à terre, perd connaissance et reste 48 heures sans pouvoir parler. Cet homme s'est livré à des excès alcooliques habituels et répétés pendant plusieurs années (un quart de litre d'eau-de-vie chaque matin).

M. Sevestre fait de ce malade un hystérique (avec réserve) et un alcoolique, sans voir le lien qui relie les deux maladies.

Observation XVII

Charcot. *Bul. méd.*, 1887, p. 390. Leç. recueillie par M. Babinski, observ. publiée dans la Th. de Hitier et dans la Th. de B. Edwards.

Ch..., 33 ans, en traitement depuis un an.

Antécédents héréditaires. — Père violent, joueur; la mère aurait eu des attaques convulsives avec crises de suffocation. Elle « cassait tout dans ses attaques ». Un oncle vraisemblablement ataxique.

A 17 ans, pendant la guerre, il s'est engagé et a été fait prisonnier. Il a passé quelques mois dans les ambulances allemandes et c'est là qu'il s'est mis à boire de l'eau-de-vie. Infirmier ensuite au Val-de-Grâce et au Gros-Caillou il a continué à s'adonner aux boissons alcooliques. Depuis quatre à cinq ans il a été garçon d'amphithéâtre

Rouen et il est arrivé à prendre par semaine cinq litres d'eau-de-vie ou d'alcool. En conséquence, des accidents d'alcoolisme se sont montrés, consistant en tremblement des mains, cauchemars où le malade revoit des épisodes de la campagne, frayeurs, crampes douloureuses, etc. Il y a deux ans environ, quinze jours après un incendie dont il avait été témoin, il eut une première attaque convulsive, pendant laquelle il tomba de son lit, et qui fut suivie d'hémiplégie droite.

Bientôt après, nouvelle attaque ; l'hémiplégie disparaît, mais il survient du mutisme. Le malade dit ne pas avoir souvenir de ces premières attaques, mais depuis il a eu fréquemment des attaques régulières avec aura partant de l'aine droite, céphalalgie, constriction du cou, convulsions toniques, puis mouvement de salutation, arc de cercle, enfin attitudes passionnelles avec délire et hallucinations (toujours relatives à divers épisodes de la guerre). Ces attaques durent à peu près une heure et demie. Le malade en a eu par mois jusqu'à 19 et maintenant il en a de 8 à 10.

Le malade présente ensuite du tremblement prédominant du côté droit et ayant les caractères du tremblement hystérique ; il présente les caractères de la diathèse de contracture (contracture provoquée). Enfin il existe chez lui une *hémianesthésie droite sensitivo-sensorielle*, avec rétrécissement très prononcé du champ visuel. Cette hémianesthésie est complète et très profonde ; il y a abolition de la sensibilité superficielle et de la sensibilité profonde, et il y a perte absolue du sens musculaire.

Voilà donc un bel exemple, ajoute M. Charcot, d'hystérie chez un alcoolique. La prédisposition nerveuse existe à un haut degré : père violent, oncle vraisemblablement ataxique, mère hystérique; le malade lui-même atteint de convulsions dans l'enfance ». Le *rôle de l'alcoolisme a été de provoquer l'affection* » avec l'intervention d'une autre cause occasionnelle, l'incendie.

Telle est la première observation où la nature hystérique de l'hémianesthésie dite alcoolique, a été démontrée d'une façon irréfutable.

Observation XVIII (résumée)

Grasset (Edmond). Th., Bordeaux, 1887, obs. I.

Hémianesthésie croisée. — Hémiparésie croisée.

P.., Vict. 31 ans, garde-malade. Mère nerveuse, frère probablement hystérique. Engagé en 1867 il contracte en Algérie l'habitude de l'absinthe. En 1870 il est blessé au mollet et près de l'arcade sourcilière gauche. Reste sobre de 1870 à 1878. En 1878 et 1879, ayant le vin à discrétion, il boit en moyenne 10 *litres* (?) d'excellent vin vieux. Début de la maladie en 1880; éblouissements et vertiges; pituites le matin. Le 5 juillet 1881, P.., est pris tout à coup d'un éblouissement avec contraction de la moitié gauche de la face, polyplopie, surdité. La contracture de la face fait place quelques heures après à de la paralysie.

État du malade au 18 octobre 1881. Parésie du membre supérieur gauche et du membre inférieur droit.

Vue. — Parésie de l'orbiculaire gauche et larmoiement; rien au fond de l'œil.

Odorat. — Anosmie unilatérale; la narine droite reconnait parfaitement les odeurs.

Goût. — Abolition sur la moitié gauche de la langue des sensations tactile et gustative.

Ouïe. — Surdité du même côté que l'anosmie.

La sensibilité à la piqûre est abolie uniquement sur l'avant-bras gauche; la marche est bonne. En juin 1882, on constate que la piqûre n'est plus perçue sur le membre supérieur gauche, le membre inférieur droit et sur la moitié gauche de la langue.

L'observation de Grasset présente cette particularité intéressante que les troubles de la sensibilité sont croisés, de même les troubles de la motilité, aussi l'auteur invoque-t-il comme explication une lésion basilaire d'origine alcoolique.

Observation XIX (résumée)

Dreyfous. Communiquée à l'auteur par Magnan en 1877, obs. n° 1, *Un. méd.*, 1887, n° 135.

Alcoolisme chronique. — Absinthisme. — Délire alcoolique. — 1re attaque convulsive 42 jours après un incendie. Sixième entrée à Ste-Anne en 1876. — Attaques convulsives. — Hémianesthésie cutanée et sensorielle. — Hémiplégie motrice incomplète. — Amélioration par les courants.

Hier... (Paul), 42 ans, jardinier. Père alcoolique. Militaire en Algérie de 1853 à 1859. C'est pendant son service qu'il contracte des habitudes alcooliques (eau-de-vie, absinthe). Il eut alors un 1er accès de délire alcoolique. En 1870 il se fait plusieurs brûlures sur le corps en voulant arracher une femme aux flammes d'un incendie ; 42 *jours après cet incident*, il fut pris brusquement d'une attaque épileptique ; il eut jusqu'à 15 attaques dans une journée. Cinq fois il entra à Ste-Anne pour des attaques épileptiques ou du délire (hallucinations et même en dernier lieu délire ambitieux). En 1877, 6e entrée, attaque épileptique (?).

Depuis 3 ans il présente une hémianesthésie gauche, qui s'accompagna bientôt après d'une hémiplégie incomplète, le tout survenu sans ictus. Actuellement, on constate chez lui une *hémiparésie gauche avec hémianesthésie et troubles sensoriels du même côté*. Anosmie et ageustie, presque complètes ; la vision et la perception des couleurs sont altérées du côté gauche ; l'oreille entend difficilement le bruit d'une montre, normalement perçu à droite.

A la suite d'une application, pendant dix minutes environ, d'un courant formé de 50 éléments Trouvé, la sensibilité générale est revenue complètement ; la sensibilité spéciale, sauf pour l'ouïe, est recouvrée, la force musculaire est récupérée en partie. Après quelques nouvelles séances d'électrisation, tous les troubles de la sensibilité et de la motilité sont entièrement disparus.

Observation XX (résumée)

Dreyfous. Obs. II. *Un. méd.*, 1887, n° 136.

Alcoolisme. — Fracture du tibia datant de 10 ans. — Convulsions dans l'enfance. — Hémianesthésie et hémiplégie; hémichorée du côté gauche. — Contracture du coude et du membre inférieur du même côté. — Hystéro-épilepsie. — Le chloroforme fait cesser l'attaque.

G... Jules Joseph, 21 ans, serrurier; garçon vigoureux d'une bonne santé habituellement.

Mère, frères, sœurs, morts tuberculeux. Un de ses oncles a eu des attaques de nerfs. Son père était alcoolique. Lui-même s'enivre souvent; vin et surtout bière (5 à 6 canettes) dans ces derniers temps. N'a pas eu la syphilis.

Convulsions dans l'enfance, absences de temps en temps. Pituites.

Sans aucune cause appréciable, sans prodrome aucun, il perd connaissance et tombe dans la rue. On constate chez lui : 1° une hémianesthésie avec parésie du membre supérieur gauche; 2° de la contracture de l'articulation du coude; 3° un tremblement arythmique de la main gauche et de l'avant-bras. Le membre inférieur du même côté présente de l'anesthésie et de l'analgésie; les muscles de la cuisse et de la jambe sont contracturés. Lorsqu'il marche, le malade traîne son membre inférieur et son pied balaie le sol. La sensibilité cutanée est émoussée sur la moitié gauche de la face; il en est de même de la sensibilité des muqueuses. Les sens spéciaux, goût, odorat, ouïe, vue, sont également atteints, côté gauche seulement. Les jours qui suivent cette attaque apoplectiforme, le malade présente plusieurs crises d'hystéro-épilepsie, qui sont calmées par le chloroforme.

Quinze jours après son entrée, existe une amélioration assez notable des différents troubles précédemment énumérés. Les grandes attaques persistent néanmoins.

OBSERVATION XXI (RÉSUMÉE)

DREYFOUS. Obs. III, *Un. méd.*, 1887, n° 140.

Père fou. — Mère hystérique. — Syphilis. — Asphyxie symétrique des extrémités. — Fracture de cuisse en 1873. — Alcoolisme et absinthisme. — Hémianesthésie. — Vertiges, absences; attaques convulsives.

H..., Georges, 22 ans, orfèvre.

Antécédents héréditaires. — Père fou, mère hystérique, frère mort dans les convulsions.

Scrofule et incontinence nocturne d'urine dans l'enfance. H... a toujours été nerveux, mais jusqu'à 18 ans il n'a pas eu d'accidents convulsifs. A cette époque il se fracture la cuisse. Sa première attaque apparut environ trois mois après cet accident. Il reste ensuite près d'un an sans avoir de nouvelle attaque.

A 19 ans, excès de toutes sortes et surtout d'absinthe (une vingtaine par semaine). *Dès lors les attaques réapparaissent,* à intervalle irrégulier. Il y a deux ans il est devenu syphilitique. Enfin en 1877 il présente une asphyxie symétrique des extrémités. Pendant 3 années consécutives les attaques sont rares, mais depuis dix mois elles sont redevenues fréquentes; elles présentent les caractères des accidents convulsifs de l'hystéro-épilepsie.

Le malade est sujet à des spasmes et à des envies pressantes d'avaler; il a en outre des vertiges et des absences. A la suite de la 6e attaque, est apparue du côté droit une hémianesthésie, complète au début, aujourd'hui partielle; l'analgésie et la thermoanesthésie persistent, mais la sensation de contact est revenue. Ces modifications de la sensibilité s'étendent aux membres droits et à la moitié correspondante de la face. Muqueuses buccale et conjonctivale insensibles d'un seul côté. L'olfaction, le goût, l'ouïe, sont affaiblis du même côté; l'œil est atteint d'achromatopsie et présente un rétrécissement du champ visuel. Parésie musculaire dans les membres anesthésiés.

Une quinzaine de jours environ après son entrée, on pouvait constater une amélioration du côté de la sensibilité.

OBSERVATION XXII (RÉSUMÉE)

DREYFOUS, obs. IV. *Un méd.*, 1887, n° 140.

Excès alcooliques. — Pas d'absinthisme. — Vertiges. — Hystéro-épilepsie. — Délire. — Hallucinations. — Hémianesthésie gauche. — Mère hystérique.

Pet.., ancien marin, 59 ans. Mère, ayant des attaques franchement hystériques ; fille morte à la suite de convulsions.

Mousse à l'âge de 11 ans, il contracte de bonne heure l'habitude des boissons alcooliques ; ayant quitté la marine il continue néanmoins ses excès, vin (4 à 5 litres) et rhum.

Il entre 9 fois à Ste-Anne avec des certificats où l'épilepsie est toujours mentionnée. A sa 10e entrée il est envoyé à l'asile avec le diagnostic : « épilepsie et délire consécutif ». Le malade accuse des pituites et des cauchemars ; il n'a jamais eu la syphilis.

Depuis 2 ans, il existe chez lui une hémianesthésie gauche incomplète. La sensibilité spéciale de l'ouïe et de l'odorat est altérée du côté gauche ; le goût est très émoussé, d'un côté seulement. Amblyopie gauche; pas d'achromatopsie, mais rétrécissement du champ visuel. On note en outre du même côté une paralysie légère, plus accusée au membre supérieur.

Nous n'avons trouvé dans l'observation aucun renseignement ni sur l'état du malade à sa sortie, ni sur le mode de traitement.

OBSERVATION XXIII (RÉSUMÉE)

GUILLEMIN. *An. méd. psych.*, 1888, p. 230.

Alcoolisme. — 1re attaque à la suite d'une chute. — Deuxième série de crises en 1882. — Troisième attaque en 1883. — Paralysie des membres inférieurs. — Perte de la parole. — Nouvelles crises en 1885. Idem en 1887. — Délire alcoolique. — Anesthésie cutanée et sensorielle. — Parésie des membres, plus accusée aux membres inférieurs. — Attaques provoquées par la pression d'un point hystérogène.

R.., âgé de 22 ans, garçon de café.

Antécédents héréditaires douteux. (Grand'mère, qui à l'âge de 70 ans, aurait eu des idées noires?)

Antécédents personnels. — Excès de boissons dès l'âge de 15 ans. A 17 ans, en 1881, chute et attaques épileptiformes consécutives pendant un mois. (A manifesté des idées de grandeurs.) Un an après en 1882, nouvelles crises d'une durée de 8 jours. En 1883 paralysie des 4 membres et perte de la parole. Ces accidents disparaissent. En 1885 nouvelles crises. Accalmie de 18 mois.

Le malade dit « *que ses crises cessaient dès qu'il mettait fin à ses excès de boissons. Elles revenaient au contraire peu de temps après qu'il recommençait ses libations* ».

Point hystérogène au niveau du sterno-mastoïdien gauche. Crises typiques d'hystéro-épilepsie.

En novembre 1887, le malade présente une anesthésie de tout le corps avec altération des sens (goût, odorat, vue). A la suite d'une nouvelle attaque ces troubles disparaissent.

Dans ce cas, les phénomènes sont plus diffus que dans les précédentes observations ; nous avons néanmoins cru bon de le rapporter, car la nature hystérique de ces accidents ne semble pas pouvoir être niée.

L'auteur de cette observation conclut d'ailleurs à une *hystérie d'origine alcoolique.*

OBSERVATION XXIV (RÉSUMÉE)

CHARCOT, *Policlinique*. Leç. du 17 mars 1888, p. 331.

Hémiplégie. — Hémianesthésie. — Guérison par la méthode dynamométrique.

Dans cette leçon, M. Charcot présente à ses auditeurs un malade âgé de 34 ans, exerçant la profession d'ajusteur mécanicien, qui, depuis un mois, est atteint d'une hémiplégie gauche et d'une hémianesthésie absolue du même côté.

On relève dans les antécédents héréditaires du malade : un oncle mort de méningite et le grand-père aliéné. Il a eu dans l'enfance une fièvre typhoïde, à la suite de laquelle serait survenue une paralysie de la langue (?) ayant persisté sept mois. Il a servi dans la marine de la guerre où il a pris des habitudes alcooliques qu'il n'a jamais abandonnées depuis.

Voici dans quelles circonstances s'est produite l'hémiplégie. Depuis quelque temps le malade ne *reconnaissait plus le goût des aliments*, lorsque le 28 mars dernier, lendemain de grandes libations, il s'endormit au fond d'un puits qu'il était en train de réparer. Son sommeil aurait duré quatre heures environ et lorsque ses camarades inquiets l'allèrent chercher ils le trouvèrent gisant et inerte. L'hémiplégie gauche existait déjà au sortir du puits. Pendant trois jours le malade eut de l'amnésie. (Un médecin appelé auprès de lui aurait alors déclaré le cas incurable.)

Actuellement il présente du côté gauche une hémianesthésie absolue, superficielle et profonde, et une hémiplégie assez intense (il marche en balayant le sol avec le pied).

Ce malade guérit assez rapidement de ses accidents par la méthode dynamométrique (1).

(1) CHARCOT. *Leç. sur les mal. du syst. nerv.*, 3ᵉ vol., p. 300.

Observation XXV

Hischmann. Th., Paris, 1888, obs XIX.

Alcoolisme. — Apoplexie hystérique. — Hémiplégie consécutive Hémianesthésie sensitivo-sensorielle.

N.... Eugène, 43 ans, cultivateur. 1er août 1887. Pas d'antécédents héréditaires. Il a toujours été d'un caractère impressionnable, se mettant facilement en colère, et ses accès de colère étaient violents. Vers l'âge de 16 ans fracture de côtes. Alcoolisme ancien, il boit trois à quatre litres de vin par jour, et de nombreux apéritifs. Depuis cinq mois il a fréquemment, sans cause apparente, et en dehors de tout état d'ivresse, des vertiges qui s'accompagnent de perte de connaissance, à la suite de laquelle survient de l'hémiplégie gauche, surtout du côté du membre inférieur. Depuis un mois, à la suite de la dernière attaque, l'impotence fonctionnelle a augmenté et il marche difficilement, en traînant fortement la jambe gauche. C'est un malade robuste ne présentant rien de particulier du côté des autres appareils. La parole est embarrassée, et il a par moments quelque difficulté à trouver les mots dont il veut se servir; ces troubles remonteraient seulement, d'après son dire, au début des accidents signalés. Points hystérogènes (lombaire, testiculaire). Inégalité des pupilles par suite de la dilatation permanente de la pupille droite.

La force musculaire est très diminuée du côté gauche. Dynam. M. D : 50. M. G : 20. Exagération des réflexes rotuliens; absence des réflexes pharyngien et plantaire. Hémianesthésie sensitivo-sensorielle complète du côté gauche. L'hémianesthésie intéresse tous les modes de la sensibilité cutanée (contact, douleur, chaleur), mais elle n'a pas envahi les parties profondes. Perte du sens musculaire. Diminution considérable du champ visuel à gauche; pas d'achromatopsie; diminution de l'ouïe du même côté; l'odorat et le goût paraissent moins atteints.

Le 17 avril, le malade a une nouvelle attaque apoplectiforme, mais cette fois il ne perd pas complètement connaissance. Examiné le lendemain matin, on trouve une augmentation notable de l'hémiplégie gauche. La paralysie est complète. Dynam. M. G : 10. M. D : 50.

Observation XXVI

Hischmann. Th., Paris, 1888, obs. XXIII.

Alcoolisme chronique. — Hémianesthésie sensitivo-sensorielle. Crampes.

Bros.., Jean, cuisinier, 25 ans.

Père goutteux, eczémateux; mère nerveuse. A fait des excès alcooliques de toute espèce, constants. Pituites, rêves et cauchemars nocturnes. A depuis quelque temps des douleurs vagues dans les membres inférieurs accompagnées de crampes qui se répètent plusieurs fois chaque jour. Pas de troubles de la motilité. Diminution du réflexe rotulien à droite, pas de réflexe pharyngien, ni de réflexe de la conjonctive; diminution du réflexe plantaire.

Hémianesthésie droite complète au membre supérieur; sensibilité très diminuée au membre inférieur. La sensibilité est atteinte dans tous ses modes. Analgésie absolue, pas de notion de contact ni de température. Diminution de l'acuité et du champ visuels. L'oreille droite ne perçoit plus le tictac d'une montre placée à 5 centimètres du conduit auditif. Anosmie et agueustie totales du côté droit. Pas d'abolition du sens musculaire.

Traitement. — Faradisation. Bains sulfureux. Guérison incomplète au bout de 3 semaines; la sensibilité demeure très obtuse du côté droit.

Observation XXVII (résumée)

B. Edwards. Th., Paris, 1889, obs. XXXVIII.

Dans sa thèse l'auteur rapporte l'histoire très intéressante du nommé Chauff..., employé de commerce, âgé de 35 ans.

Antécédents héréditaires. — Mère hystérique. Un frère alcoolique et irresponsable. Une sœur ayant des attaques de nerfs et des crises de sommeil.

Antécédents personnels. — Très impressionnable dans l'enfance.

Engagé dans la légion étrangère, il part en Algérie. A la suite d'un premier excès d'absinthe il eut une crise nerveuse terrible et dans la période qui suivit cette attaque il faillit tuer un homme. Deux ans plus tard, blessure au coude qui nécessite l'amputation du bras. En 1873, syphilis. Quelque temps après, grande attaque d'hystérie qui se termine par une attaque de sommeil. Ultérieurement le malade présenta une hémiplégie gauche avec hémianesthésie sensitivo-sensorielle du même côté et du mutisme. Ces accidents disparaissent et se renouvellent cinq fois du même côté.

Observation XXVIII (résumée)

Georges Guinon. Th., Paris, 1889, obs. LIV.

Hystérie développée chez un alcoolique. — Attaques d'hystérie à forme d'apoplexie, suivies d'hémiplégie hystérique facilement curable.

Hug.., Edmond, 45 ans, comptable.

Huit jours avant son entrée à l'hôpital (4 novembre 1887), le malade avait subitement perdu connaissance, sans aucune cause, sans traumatisme. Ramené chez lui il s'aperçoit que le bras et la jambe du côté droit ne fonctionnent plus.

On constate une hémiplégie hystérique droite typique, la face restant indemne. Impotence du membre supérieur. Le malade marche en traînant derrière lui son membre qui balaie le sol. Hémianesthésie droite complète, portant sur le contact, la douleur, la sensibilité au froid et à la chaleur, le sens musculaire. Point hystérogène dans la fosse iliaque droite avec aura. Pas d'attaque de nerfs antérieure. Rétrécissement du champ visuel des deux côtés, pas d'achromatopsie. Abolition de l'odorat et du goût du côté droit; diminution de l'ouïe. Absence à droite des réflexes plantaire, pharyngien et conjonctival. Réflexes rotuliens abolis des deux côtés.

Caractère sombre. Neurasthénie antérieure. Pas d'hérédité nerveuse apparente. Malade franchement alcoolique. Excès de boissons (vin et absinthe). Tremblements des extrémités supérieures; crampes dans les mollets; insomnie et cauchemars terrifiants. Après la 2e application de l'aimant, réapparition de la sensibilité par plaques. Au bout de quatre jours de ce traitement la force musculaire est revenue en partie, d'abord au membre supérieur, puis au membre inférieur.

Le malade sort pour rentrer trois mois plus tard ; la veille il avait perdu connaissance. Il est de nouveau atteint d'hémiplégie et d'hémianesthésie sensitivo-sensorielle. Les stigmates précédemment décrits persistent. Douze jours après son entrée l'hémiplégie était à peu près guérie, la force restant toutefois moindre à droite ; l'anesthésie sensorielle persistait.

L'auteur de cette observation ajoute : « L'alcoolisme est le seul agent qui ait pu favoriser chez lui le développement de la névrose, à laquelle il était prédisposé de par son état neurasthénique antérieur ».

CONCLUSIONS

I. — Les troubles de la motilité et de la sensibilité à forme hémiplégique ne sont pas rares dans l'alcoolisme.

II. — 1° L'hémiplégie est d'ordinaire motrice et sensitivo-sensorielle.

2° Si elle est motrice, elle est également sensitivo-sensorielle à un certain degré.

3° Elle peut, par contre, être purement sensitivo-sensorielle.

III. — L'hémiplégie sensitivo-motrice est gauche ou droite avec une égale fréquence.

IV. — 1° Dans l'hémiplégie sensitivo-motrice la sensibilité est toujours plus altérée que la motilité.

2° La perte des mouvements n'est jamais absolue; la perte de la sensibilité peut être complète.

3° Dans l'hémiplégie motrice la face est toujours respectée en tant que paralysie, mais il est possible d'observer le spasme glosso-labié unilatéral.

4° La sensibilité générale et la sensibilité spéciale sont en même temps frappées.

V.— La durée de cette hémiplégie sensitivo-motrice est essentiellement variable.

VI. — Il faut chercher la raison de cette hémiplégie dans l'hystérie éveillée par l'alcoolisme, l'intoxication jouant le rôle de cause occasionnelle. La nature hystérique de ces accidents est démontrée par la coexistence fréquente de stigmates ou d'autres manifestations de la grande névrose, le phénomène du transfert, la curabilité par les agents esthésiogènes, etc.

VII. — Le pronostic est bénin, cette hémiplégie sensitivo-motrice étant curable ; les récidives sont à craindre.

VIII. — Le traitement doit être dirigé contre l'intoxication et contre l'hémiplégie.

Les moyens mis en œuvre pour combattre cette dernière sont : l'aimant, l'électrisation, la métallothérapie, la méthode dynamométrique, la suggestion à l'état de veille.

INDEX BIBLIOGRAPHIQUE

Achard. — *Apoplexie hystérique.* Th., Paris, 1887.

— *Apoplexie hystérique.* Bul. méd., 1887, n° 45.

Babinski. — *Transfert des phénomènes nerveux d'un sujet à l'autre.*

Belin — *Hémispasme glosso-labié.* Th., Paris, 1888.

Berbez (Paul). — *Hystérie et traumatisme.* Th., Paris, 1887.

Boisvert (François). — *Paralysie alcoolique.* Th., Paris, 1888.

Brissaud. — *Paralysies toxiques.* Th. agrég., 1886.

Brissaud et Marie. — Hémispasme glosso-labié des hystériques. *Prog. méd.*, 1887.

Briquet. — *Traité clinique et thérapeutique de l'hystérie.* Paris, 1859.

Brodie. — *Leçons sur les affections nerveuses locales.* 1873. Traduct. franç. de Douglas Aigre. Paris, 1880.

Casanova (R.). — *Intoxication chronique par l'alcool, l'absinthe, le vulnéraire,* etc. Th., Paris, 1885.

Charcot. — Leçons sur les maladies du système nerveux, spasme glosso-labié unilatéral des hystériques. *Sem. méd.*, 1887, p. 36.

— Leçons sur les hémianesthésies toxiques. *Bul. méd.*, 1888, n° 25. *Policlinique* 1887-1888. — 1888-1889.

Dagonnet. — De l'alcoolisme au point de vue de l'aliénation mentale. *An. méd.-psych.*, 1873, p. 292.

Debove. — Apoplexie hystérique. *Bul. Soc. méd. des hôp.*, 1886.

— Hémiplégie alcoolique guérie par l'électricité. *Bul. Soc. méd. des hôp.*, 1879, p. 49.

— Hémiplégie hystérique. *Prog. méd.*, 1885.

— Deux cas d'hémiplégie. *Arch. Neurol.*, 1886.

Déjerine. — *L'hérédité dans les maladies du système nerveux.* Th. agrég., 1886.

Desbrosses. — *De l'anesthésie dans l'hémiplégie hystérique.* Th., Paris, 1876.

Dreyfous. — L'hystérie alcoolique. *Un. méd.*, nos 135, 136, 140, 145, 147.

Duchon-Doris. — Hémiplégie hystérique. *France méd.*, 1886, p. 1661 à 1663.

Edinger. — Analyse du travail de E. Grasset sur les troubles de la sensibilité chez les alcooliques. *Fortsch. der Med.*, 1888.

Edwards (Blanche). — *De l'hémiplégie dans quelques affections nerveuses.* Th., Paris, 1889.

Féréol. — Hémiplégie hystérique. *Soc. méd. hôp.*, 1883.

Fournier. — *Leçons sur la syphilis étudiée plus particulièrement chez la femme*, p. 816.

— Influence de la syphilis sur les névroses, particulièrement l'hystérie. *Gaz. des hôp.*, 1888, n° 96.

Gautier (Léon). — *Étude clinique sur l'absinthisme chronique.* Th., Paris, 1882.

Gingeot. — Hémiplégie et hémianesthésie sensitivo-sensorielle. Aimants. *Un. méd.*, 1883.

Grasset. — *Maladies du système nerveux.* 2e édit., Paris, 1885.

Grasset (Edmond). — *Étude clinique sur les troubles de la sensibilité cutanée chez les alcooliques.* Th., Bordeaux, 1887.

Guinon (Georges). — *Les agents provocateurs de l'hystérie.* (Th., Paris 1889).

Guyot. — Hémiplégie hystérique. *Gaz. des hôp.*, 1886.

Guillemin. — De l'hystérie alcoolique. *An. méd.-psychol.*, 1888.

Hischmann. — *Intoxication et hystérie.* Th., Paris, 1888.

Hitier. — *De l'amblyopie hystérique.* Th., Paris, 1888.

Juif (Paul). — *De l'anesthésie alcoolique.* Th., Paris, 1875.

Laboulbène. — Hémiplégie gauche. Transfert. *Bul. Soc. méd. des hôp.*, 1881.

Landouzy. — *Traité de l'hystérie.*

Lancereaux. — Art. Alcoolisme du *Dict. encycl. des sc. méd.*, 1864.

— Des paralysies alcooliques. *Gaz. hebd. de méd. et de chir.*, 1881, p. 110.

Legrand. — *Hérédité et alcoolisme*, etc.

Leloir. — Séméiologie de l'hémiplégie. *Bul. méd. du Nord.* Lille, 1885.

Leudet. — Étude sur la forme hyperesthésique de l'alcoolisme chronique. *Arch. gén. de méd.*, 1867, t. I, p. 1.

Letulle. — Leçon sur l'hémianesthésie toxique. *Bul. méd.*, 1887, n° 46.

Lichwitz. — *Les anesthésies hystériques des muqueuses et des organes des sens. Zones hystérogènes des muqueuses.* Th., Bordeaux, 1887.

Magnan. — *De l'alcoolisme et des diver ses formes du délire alcoolique*, 1874.

— De l'hémianesthésie de la sensibilité générale et des sens dans l'alcoolisme chronique. *Gaz. hebd. méd. et chir.*, 1873, n°s 46 et 47.

— Hystérie et hémiplégie. *Soc. biol.*, 1887.

Magnus Hüss. — *Chronische Alcoholskrankheit*, traduction allemande. Stockholm et Leipsig, 1852.

Marie et Souza Leite. — Paralysies hystériques. *Rev. méd.*, 1885.

Maricourt. — *Hystérie chez l'homme*, Th., Paris, 1877.

Mason (L.D.) — Alcoolic anæsthesia. *Am. J. Neurol. and Psychiat.* N. Y., 1883, II.

Œttinger (William). — *Étude sur les paralysies alcooliques.* Th., Paris, 1885.

Petit. — *De l'hystérie chez l'homme.* Th., Paris, 1875.

Pitres. — *Des anesthésies hystériques.* Bordeaux, 1886. Sur un cas d'hémiplégie hystérique. *Echo méd.*, juillet 1887.

Raymond. — Hystérie toxique. *Gaz. hôp.*, 1888, n° 6.

— Hystérie mâle et hémiplégie. *Soc. biol.*, 1881, p. 237.

Romière (de Liège). — De l'amblyopie alcoolique. *Rev. d'ophtal.*, 1881.

Rouby. — *Hystérie toxique, apoplexie hystérique dans la syphilis.* Th., Paris, 1889.

Sevestre. — Hémiplégie hystérique. *Soc. méd. hôp.*, 1882.

TABLE DES MATIÈRES

IMPRIMERIE LEMALE ET Cie, HAVRE.

www.ingramcontent.com/pod-product-compliance
Ingram Content Group UK Ltd.
Pitfield, Milton Keynes, MK11 3LW, UK
UKHW020208200726
13856UKWH00003B/1260

9 782013 598149